비뇨기질환의 한방치료

비뇨기질환의 한방치료

지은이 스가야 기미오
가와시마 겐고
옮긴이 권찬영·전호준

1판 1쇄 인쇄 2019. 12. 25
1판 1쇄 발행 2019. 12. 30

발행처_물고기숲 · 발행인_임민수 · 등록번호_제406-2012-000004호 · 등록일자_2012. 01. 03.
· 주소_(우10906) 경기도 파주시 와석순환로 61, 708-601 · 전화_031) 943-2090 · 팩시밀리 _031) 943-2091

값은 뒤표지에 있습니다. · ISBN 978-89-98038-48-9 93510 · 카카오톡 ID_fishwood · 카카오스토리_http://story.kakao.com/fishwood · 이메일_fishwoodbook@naver.com · 블로그_http://blog.naver.com/fishwoodbook · 물고기숲은 독자 여러분의 의견에 귀 기울여 좋은 책을 만들겠습니다.

비뇨기질환의 한방치료

스가야 기미오 · 가와시마 겐고 지음
권찬영 · 전호준 옮김

물고기숲

서문

한약은 세계적으로 해마다 그 수요가 증가하고 있으며, 일본에서도 2007년부터 전국의 모든 의학부에서 한방의학 교육을 시행하게 되어, 한방의학은 그 어느 때보다도 중요하게 인식되고 있다. 하지만 많은 임상의에게 한약의 사용은 제약회사가 제공하는 정보나 동료 의사가 주는 정보에 의존하고 있어, 하나의 질환과 증상에 대해서 한 가지의 한약만 사용한다고 받아들이는 경우가 많은 것이 현실이다. 또한 개별 한약의 대상 질환 증상에는 다양한 증상들이 기재되어 있고, 특유의 용어도 있어, 한약을 잘 다룰 수 있는 의사는 극히 일부라고 생각된다.

그래도 한약에 있어서는(양약에서도 그렇겠지만) 초심자의 행운beginner's luck이라고 할 수 있는 현저한 효과를 얻은 사례를 경험할 수 있는데, 이것이 한약을 처방하는 계기가 되어, 비슷한 특징이 있는 환자를 찾아 처방하게 된다. 하지만 그 이후에는 잘 치료가 되지 않는 경험을 한 의사가 적지 않을 것이다. 양약에서도 효과를 얻을 수 없는 경우가 종종 있는데, 이러한 경우에는 다른 약물로 변경하거나 증량하여 대처하는 데 반해, 한약이 효과가 없는 경우에는 증이 잘못되었기 때문에 효과가 없었던 것인지 아니면 한약 자체의 한계인 것인지 모르고 한약의 사용을 중지하는 경우가 많다. 하지만 서양의학과 한방의학의 기본적인 사고방식의 차이를 이해하면 효과가 늘어나고, 양약과 한약을 더 잘 구분하게 되어, 주저 없이 함께 사용할 수 있게 된다.

이 책은 일선에서 활약하고 있는 임상의를 대상으로 하여, 서양의학적 접근방식의 기본을 재확인하면서, 일상 진료 중에서 한약이라는 도구가 어떻게 이용될 수 있는지를 말하고 있는 한방입문서이다. 고전 및 역사적으로 계승되어온 구결口訣(중요 운용 포인트가 전해져 내려오는 것), 약리학적 데이터, 임상 데이터 등, 다양한 한방 근거를 모아놓고, 임상현장에서 한약을 활용하는 이유와 근거를 제시하는 데 신경을 썼다.

이 책이 요가쿠샤洋學社에서 출판되기에 이르기까지는 2007년 나가이쇼텐永井書店에서 출판된 《잘 알아두면 도움이 되는 배뇨장애의 모든 것(よくわかって役に立つ排尿障害のすべて)》(니시자와 오사무西澤 理 편집) 중에서 스가야菅谷가 '배뇨장애의 한방치료' 파트를 집필한 인연에 의한다. 요가쿠샤의 대표이사인 요시다 슈이치吉田收一 씨는 나가이쇼텐을 그만두고 2015년에 요가쿠샤를 설립했는데, 한방 초심자인 비뇨의학과 진료의를 위한 해설서 출판을 생각해 스가야에게 제안했다. 스가야는 한약을 처방하지만 한방전문가는 아니었기 때문에, 대학 시절에 한방을 가르쳐준 동급생이자 한방전문의인 가와시마川嶋와 상담을 했고, 둘이서 이 책을 집필하게 되었다. 당초 예정했던 간단한 한방입문서 수준을 넘어, 충실한 전문서적이라고 할 수 있을 만한 것이 되었다. 필자들은 이 책에서 한방의학적 개념을 이해한다면, 우선은 한약을 실제로 사용해봐야 한다고 생각하고 있다. 그리고 잘 치료되지 않는 경우에는 이 책을 다시 읽어보고 한방의학적으로 재진찰 및 진단하여, 다른 한약으로 변경하는 등, 실제 의료현장에서 이 책을 사용하셨으면 한다. 이 책의 제작에 있어서는 양학사의 요시다 슈이치 씨의 막대한 협력이 있었다는 것을 밝히며, 감사의 뜻을 전하고 싶다.

2016년 6월
필자

역자 서문

의료醫療라고 하는 것은 환자의 질병을 치유하거나 예방하고, 건강을 증진시키는 목적의 행위를 말합니다. 이 목적을 달성하기 위해 의료는 끊임없이 발전해왔으며, 또 여러 의료 기술이 활용되고 있습니다. 특히 동아시아의 경우, 동아시아 의학에 포함되는 한의학, 한방의학, 중의학이 국민들의 질병 치료와 예방, 그리고 건강 증진을 위해 사용되고 있습니다. 오늘날에는 이러한 동아시아 의학이 고서 중심의 정보나 경험적 근거뿐만 아니라, 현대 과학적인 방법론을 통해 그 유효성과 안전성에 대한 과학적 근거를 쌓고 있어, 동아시아를 넘어 전 세계적으로도 기존의 주류의학conventional medicine의 한계를 보완하거나 통합되어, 통합의학integrative medicine 또는 보완통합의학complementary and integrative medicine이라는 이름으로, 기존의 의료서비스 질을 한층 높이고 있습니다.

한국의 의료 이원화 체계에서 통합의학을 위해 해결해야 할 과제들은 아직 많습니다. 하지만, 이를 해결할 수 있는 실마리는 단연 서로에 대한 이해일 것입니다. 서로에 대한 이해는 소통이 가능한 공통된 언어를 필요로 합니다. 그리고 과학은 공통된 언어를 인쇄하는 활자에 비유할 수 있습니다. 이런 관점에서 의사와 한의사의 구분이 없는 일본에서 의사들이 사용하는 한방의학적 접근은, 한국의 의료인들로 하여금 서로 소통할 수 있는 실마리를 제공해주리라 생각합니다. 그런 생각으로 공중보건의사로서 같은 보건지소에 발령을 받은 비뇨의학과 전문의 선생님께, 일본 의사가 시행하는 비뇨기계 질환의 한방치료를 함께 공부해보자고 드렸던 제안이 이 책의 번역으로까지 이어지게 되었습니다. 결과적으로, 함께 번역에 참여해주신 전호준 선생님의 큰 배려와 물고기숲 임민수 대표님의 많은 도움으로 이런 결과물이 나오게 되어 감사하게 생각합니다.

이 책은 필자인 스가야 기미오 선생님과 가와시마 겐고 선생님이 서문에서 밝힌 대로, 일선에서 활약하고 있는 임상의를 대상으로 하여, 서양의학적 접근방식의 기본을 재확인하면서, 일상 진료 중에서 한약이라는 도구가 어떻게 이용될 수 있는지를 말하고 있는 한방입문서입니다. 필자들은 기본적인 한방이론의 소개 및 설명과 함께, 과학적 근거를 포함한 처방해설을 위해 노력했다는 인상을 줍니다. 그리고 비록 부족하지만, 역자들 역시 관련 분야의 최신 근거들을 역자 주로 남기고자 노력하였습니다. 이를 통해, 이 책에서 제시하고 있는 야뇨증, 방광염, 과민성방광, 요실금, 전립선비대증 등의 비뇨기계 질환을 진료하시는 임상의분들에게 조금이라도 도움이 되기를, 그리고 통합의학적 관점에서 소통이 이루어지는 초석이 되기를 기대합니다.

개인적으로는 첫 번역본의 출판을 앞두고 마음에 차지 않는 부분들이 자꾸만 눈에 밟힙니다. 하지만 이 책에서 제시하지 못하고 있는 빈 공간은 임상의 선생님들의 식견과 경험으로 충분히 채울 수 있으리라 생각합니다.

지금도 각지에서 국민의 건강증진을 위해 애쓰고 계시는 임상의 선생님들의 행복과 건강을 기원하며 인사말을 마무리하고자 합니다. 감사합니다.

대표 역자

권찬영

일러두기

1. 원서에는 산료散料, 환료丸料 등, '료料' 자를 붙여 한약을 표현한 경우가 있습니다. 제5장에서 설명이 나오지만, 이 책에서 료料는 엑기스를 의미하며, 예를 들어, 오령산 엑기스와 오령산료五苓散料는 같은 것을 지칭합니다. 하지만 이 번역본에서는 국내 독자들의 가독성을 감안하여, '료料' 자를 삭제하고 처방명만 기술했음을 미리 밝힙니다.

2. 원서의 부록에는 1990년 발표된 쯔무라Tsumura제약의 한약 추출물 용법이 첨부되어 있습니다. 하지만 역자들은 ㈜제일한방의 도움을 얻어 일본 PMDA(Pharmaceuticals & Medical Devices Agency)에 게시된 자료들 중, 해당 내용을 갈음할 수 있는 가장 최신 자료로 대체했음을 밝힙니다.

3. 원서에는 일본 임상의를 그 대상으로 하는 바, 사례로 제시된 약물이 현재 한국에서는 유통되지 않거나, 주로 사용되지 않는 약물인 경우가 있습니다. 다만, 각 약물마다 성분명이 명시되어 있으므로, 실제 한국 임상의에게 있어 약물명이 익숙하지 않은 경우, 동일한 성분이나 다른 약물명을 가진 약물과 유사한 경우로 받아들일 필요가 있겠습니다.

CONTENTS

제 1 장

한방의학과 서양의학이 공존하는 새로운 의료 시대

① 한방의학을 다루는 것의 장점

모든 질환은 세포의 기능부전에 의해 발증發症하고, 그 부전상태가 계속되고 축적됨에 따라 병태가 악화하고 진전·확대되는 것은 근대 의과학이 증명해온 사실이다. 그것을 부정하는 사람은 없다.

한편, 한방에서는 모든 질환을 객체物로 파악하는 것이 아니라, 인체의 기능을 중시한 블랙박스black box 시스템론으로 파악하려고 한다. 블랙박스이기 때문에, 인체 내부의 기능을 다양하게 상상하여, 병태에 부합하는 시스템론을 구축해왔으며, 서양의학의 관점에서는 논리의 전개 및 표현에 있어 비과학적이라고 비판되는 경우가 많았던 것이 사실이다.

역자 주

블랙박스 시스템론(black box system theory)

블랙박스 안에 무언가 들어가고 나오는 것은 관찰할 수 있지만, 그 안에서는 어떤 일이 벌어지는지 정확히 알 수 없는 것처럼, 환자에게 가해진 치료input와 결과output가 체내에서 나타나는 반응을 정확히 알 수 없기 때문에, 관찰이 가능한 치료와 결과를 토대로 잠재적으로 적용할 수 있는 치료이론을 구축한다.

하지만 한방의학은 외적으로 관찰 가능한 병리반응의 징후를 근거로 하여, 독자적인 논리 전개이기는 하나, 그 치료효과를 높이는 궁리를 거듭하여 확실하게 결과를 낼 수 있는 치료법을 추려왔다는 광의廣義의 근거가 있는 것도 사실이다.

비과학적이라고 비판되어온 한방이론이 과학적으로 증명된 예를 하나 들어보자면, '담痰은 위에서 만들어져 폐에 모인다.'라는 구결口訣(중요한 운용 포인트가 전해져 내려오는 것)이 있다. 서양의학을 배운 사람에게는 이만큼 이해할 수 없는 표현이 없다. 종래에는 고대 중국철학의 음양오행설에 따라, 위는 토기土氣에 속하고, 폐는 금기金氣에 속하여, '토土가 금金을 생生한다.' 라고 하는 철학이론으로 설명되어 왔지만, 고대 사람들은 임상적 사실을 통해 과식한 후에 천식이 악화되고, 위장을 튼튼하게 했을 때 호흡기계가 좋아진다는 것을 알고 있었다. 일반적으로 호흡기계를 치료하는 한약에는 위장계에 작용하는 한약재가 많이 포함되어 있다.

2002년 5월, 다케다武田약품이 천식 유전자를 발견했다는 신문기사가 나왔다. 본래는 위, 소장, 대장에 분포하는 배상세포goblet cell에서 발현하는 Gob-5 장액분비 유전자가 기관지 과민 모델 마우스의 기관지에서 과잉 발현되고, 기도의 배상세포 증식 및 호산구 침윤을 촉진하여, 호흡기 질환을 악화시키고 있다는 것이 밝혀졌다. 이 발현을 억제하면 기관의 배상세포 증식 및 호산구 침윤이 억제되는 것으로 나타났으며, 사람에서는 CLCA1 유전자가 이처럼 작용하고 있다는 것이 확인되어 있다.[1]

즉, 이 비과학적이라고 하는 한방의 구결은 천식 유전자가 발견된 것을 통해, 장액분비를 조절하면 기도의 가래 및 호산구가 줄어든다는 것이 판명되었고, 과학적으로도 옳은 것이라고 증명된 것이다.

한방의학은 이러한 과학적인 작용기전의 해명을 기다리지 않고도, 치료효과를 확인해온 역사적인 근거가 있기 때문에, 한방적으로 적절한 치료법을 선택하여 일상적인 임상에 도움을 줄 수 있다.

② 한방은 서양의학이 근거로 하는 배경을 고려하는 의학

질환의 배경에 있는 병인病因 및 유인誘因에까지 상상력을 활용할 수 있는 한방적 개념을 일상 진료에 도입함으로써, 치료수단의 폭이 크게 넓어지고, 치료효과를 높일 수 있다.

비뇨의학과 진료에서 다루고 있는 질환의 원인은 신경장애, 순환장애, 수분·전해질·영양 등의 대사장애, 유전자 수준에서의 후성유전학epigenetics 관련 장애의 축적에 의한 암화癌化, 선천적 기형 및 외상 등이 있다. 이것은 근대 의과학이 입증해 온 근거이다. 한방에서는 여기에 상상력을 발휘하여, 예를 들어 신경장애에 이르게 한 한방적 배경에는 무엇이 있는지를 생각해 치료를 실시한다. '기혈수'라고 하는 생명활동에 필요한 근본적인 개념의 척도를 사용하여, 기의 부족 징후가 전신의 시스템에 나타나 있다면, 보중익기탕 등으로 대표되는 보기제補氣劑라고 하는 전신의 시

1) 藤澤幸夫ほか: ゲノム情報を活用した21世紀の創薬. 特集ゲノム創薬とDDS. Drug Delivery System Vol.17 No.5: 419-425, 2002.

스템에 원기를 부여하는 약물을 투여하는 것을 볼 수 있다. 또한 혈의 부조不調, 울혈 징후가 외견상 관찰된다면 계지복령환 등의 구어혈제驅瘀血劑를 사용하여, 전신의 순환개선을 도모한다.

수水의 부조도 마찬가지인데, 이러한 개념에서 수분대사조절을 발휘하는 한약에, 장기 특이성이 있는 아쿠아포린acuaporin 아형의 기능을 각각 조절하는 작용이 있음이 발견되어, 뇌, 내이內耳, 방광 등 지금까지 대처가 어려웠던 국소의 염증성 부종도 특정 아쿠아포린에 작용하는 한약을 통해 개선할 수 있는 것으로 알려졌다.

또한 기혈수가 부조하게 된 배경까지 상상하며, 음양론의 한열(허실)이라는 개념을 추가하여, 블랙박스처럼 냉증의 징후가 보인다면 따뜻하게 하고, 달아올라 있다면 청열약清熱藥을 생각하는, 어디까지나 시스템론의 균형감각에 의해, 한방적인 악화요인을 추측하면서 철저한 수증隨證치료를 지속하자는 것이 한방적 개념이다.

③ 서양의학과 한방의학을 공존시키는 근거가 되는 표본동치標本同治

한방의학에는 본래 표본동치라는 개념이 있다. 이는 표치標治와 본치本治를 동시에 시행한다는 의미로, 표치라는 것은 지표가 되어 나타나는 눈앞의 증상을 개선하기 위한 치료이며, 본치라는 것은 한방의학적으로 본 질병 악화요인의 근본을 치료하는 것이다.

이 개념에 의하면, 서양의학 치료만으로 충분한 개선을 얻을 수 없는 경우, 또는 그 치료를 종료할 수 없게 되어버린 경우 등에 서양의학적으로 이해되는 병태의 배경에 있는 한방적인 악화요인을 생각하여, 본치로서 한약을, 표치로서 양약을 추가하는 개념이 성립하는 것이다.

④ 한방의학의 근간이 되는 시스템론의 기본적인 개념

그 시스템론의 기초에 있는 것은 고대 중국에서 유래한 음양오행설이라고 하는 보편적 철학이다. 이 철학은 사람의 윤리·도덕, 심신의 건강 균형, 정치, 경제, 대자연의 운행에 이르기까지, 모든 사상을 이 대립을 이루는 순환 균형 시스템론으로 파악해, 그 모든 운행의 기본적인 개념을 《역경易經》 등에 저술하고, 역사를 초월하여 현대에 이르기까지, 사람과 관련한 모든 분야에 활용되어 왔다.

한방의학은 이 음양오행설을 임상에 응용한 것이다. 이 대립순환 균형 시스템론으로 인체 생리와 병리를 설명하고, 치료와 예방의학에도 같은 시스템론을 이용하고 있다.

이 시스템론은 블랙박스 이론이라고 할 수 있으며, 내재하는 공통된 요소·기능을 중시하고 있다. 겉으로 드러나는 균형만 생각하고 있기 때문에, 병원균이나 암 등의 인체 내에 실재하는 병원病源을 볼 수 없다는 단점이 있다. 그러나 공통적인 요소는 부분적으로도, 전체적으로도 상호에 영향을 미치고 부합한다는 기본적인 개념으로 이루어져 있기 때문에, 국소적인 질환에서도 전신적인 음양오행·기혈수 균형의 부조를 생각하고, 한방적 치료를 더함으로써 치료효과를 상승시킬 수 있다.

한방의학은 '동기상구同氣相求'라는 개념을 기반으로 하여 자연계의 음양·삼재三才(기혈수)·오행 각각의 기=기능을 가진 초근목피草根木皮와 기상, 생활습관 등, 그리고 식사나 생활환경 등 모든 인간의 영위와 건강을 관련지어 생각하는 의학이다.

5 한방의학에서 생각하는 질병의 개념

병원病源에 해당하는 것을 한방에서는 사기邪氣라고 총칭한다. 사기는 기상환경 스트레스인 외인外因, 육체에 영향을 미치는 강력한 정신적 스트레스인 내인內因, 식생활 및 방사房事, 외상 등 생활 전반으로부터 받은 스트레스인 불내외인不內外因, 이 3가지 요소로 나누어볼 수 있다. 또한 외인을 육음六淫, 내인을 칠정七情으로 각각 나누는 음양오행적 분류가 이루어진다.

이러한 사기에 상응하는 자연치유력을 정기正氣라고 한다. 정기가 사기와 균형을 이루고 있는 경우에는 발한發汗, 토吐, 하下, 구어혈驅瘀血, 이수利水 등 사기를 제거하는 치료(거사祛邪)를 시행하고, 인체가 본래 가지고 있는 정기가 사기보다 약해져 있는 경우에는 정기를 도와 끌어올리는 치료(부정扶正)를 궁리하여온 것이 한방의학이다.

병원이 되는 사기인 3가지 종류의 스트레스를 상정하는 것으로, 본인의 한방적 체질 경향을 판단하여, 한방적 치료법이 결정된다.

6 한약의 특징

한약을 구성하는 약재에는 각각의 약물 약효성분을 대상으로 하여 추출·동정하는 것이 아니라, 약재 자체가 인체의 음양오행 균형에 어떻게 영향을 주는지 경험적으로 판단한 성미性味라고 하는 분류와, 경험적인 독성에 기반한 분류가 있다.

성미는 약성藥性과 약미藥味를 아우른 말로써, 약성은 열熱, 온溫, 평平, 량凉, 한寒이며, 이는 몸을 따뜻하게 하거나, 차갑게 하는 신진대사의 조절방향과 정도를 표현하는 지표이고, 약미는 기본적인 오미五味(산酸, 고苦, 감甘, 신辛, 함鹹)를 조합하여, 신맛은 수렴하고收斂, 쓴맛은 견고하게 하며堅固, 단맛은 완화시키고緩和, 매운맛은 발산하며發散, 짠맛은 눅눅하고 연하게 하는浸軟 한방적 약효작용이 있음을 표현한다.

독성에 관해서는 세계적으로 가장 오래된 약리학 서적인 《신농본초경神農本草經》에 상품上品(상약上藥), 중품中品(중약中藥), 하품下品(하약下藥)의 분류가 있다(도표1-1).

한약을 일상 임상에서 활용하기 위해서는, 현대의학적 성분과 약리작용으로 생각하는 것보다는 음양오행설을 활용하여, 음양(삼음삼양三陰三陽) 수준, 기혈수 수준, 오장육부 수준의 각각의 작용을 벡터로 파악하면 이해하기 쉽다.[2]

일례로 허증의 감모에 사용하는 계지탕의 구성약재 용량이 변화하는 것을 [도표 1-2]와 같이 볼 수 있다.

---

2) 근래에는 임상 활용에 도움이 되는 한약 또는 단일 한약재의 현대의학적 성분과 약리작용에 대한 실험적 근거와 임상연구가 지속적으로 보고되고 있다. 또한 한약-양약의 상호작용 문제도 존재하기 때문에, 한약을 임상에서 처방하는 의료인이라면 현대의학적 성분과 약리작용에 대한 지식을 갖추어야 할 것이다.

상품上品

연명장수약(치료 반응이 없는 자라도 무해함)

명命을 기르는 것을 위주로 하며, 이로써 천天에 응하고, 독은 없다. 다복多服하거나 구복久服해도 사람을 손상시키지 않고, 몸을 가볍게 하며, 기를 더하여 늙지 않게 하고, 수명을 늘리기 위한 약으로, 군약君藥이 된다.

중품中品

체질개선약

성性을 기르는 것을 위주로 하며, 이로써 인人에 응하고, 독이 없는 것도 독이 있는 것도 있으며, 병을 치료하고 허한 것을 보하는, 신약臣藥이 된다.

하품下品

치료약(사기邪氣 · 제거 · 사약瀉藥)(치료 반응이 없는 자에게는 유해함)

병病을 치료하는 것을 위주로 하며, 이로써 지地에 응하고, 독이 많다. 구복久服해서는 안 되고, 한열사기를 제거하며, 적취를 깨뜨리고, 질병을 치료하기 위한 약으로, 좌약佐藥이 된다.

[도표1-1] 《신농본초경神農本草經》을 통한 안전성 확인: 가장 오래된 한약재 서적에 따른 독성분류

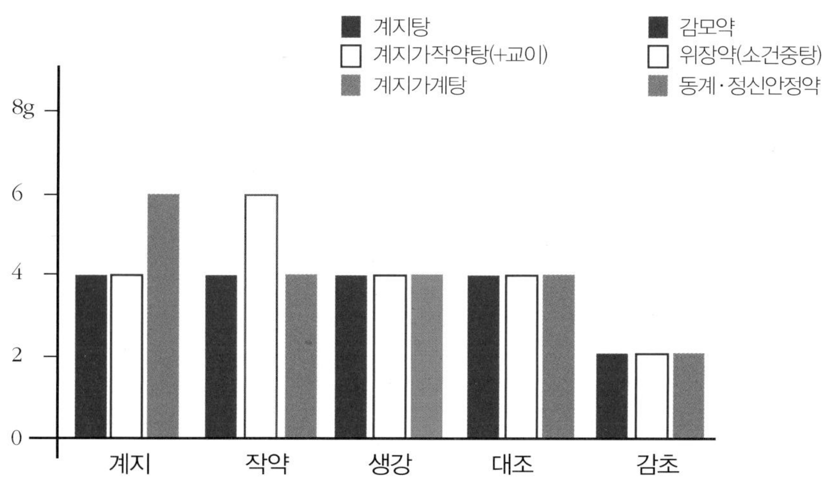

약재의 구성이 같은 위 3가지 처방에서도, 주약主藥이 바뀜에 따라 약효가 다르다.
소건중탕은 감모약과 정신안정약의 효과를 지니고 있다.

[도표1-2] 한약을 활용하기 위해서는 과학적 성분 분석보다는 약효의 벡터를 확인

위 도표에 있는 3개의 처방은 약재 구성이 모두 같다. 1.5배의 한약재 용량 차이에 따라 약효의 벡터가 변화하면서 모든 요소를 내재하고 있다고도 생각할 수 있다. 소아의 위장허약에 이용하는 소건중탕의 복용을 계속하면, 감모에 잘 걸리지 않게 되며, 야제夜啼 및 경기가 진정되는 경우가 많은데, 이는 당연히 예측할 수 있는 효과인 것이다.

그밖에도, 구역질에는 반하+생강, 식욕부진에는 인삼+대조+감초, 상열감·화끈거림·동계에는 계지+복령 등, 특정 약재 조합의 약효 벡터를 기억하면 한약을 운용하는데 도움이 많다.[3] 이 책에는 제4장에서 대표적인 한약들이 어떤 수준을 중시한 처방인지를 기술하고 있으니 참고해볼 만하다.

7 한약의 효과와 부작용

한방의학은 의식동원醫食同源에 기반한 불로장수를 목표로 하는 의학이므로, 매일 식사를 하는 느낌으로 매일의 컨디션에 맞는 한약과 양생법을 계속한다면 점차 컨디션이 좋아지고 건강하게 되어, 질병이 오는 것을 막는다는 것이 한방치료의 본래 목적이다.

한약이 효과가 있는지의 여부는 우선 처방한 의사의 진찰에 따라 결정되는 것으로 생각되며, 이와는 별개로 한약 자체가 효과가 없다거나 부작용이라고는 생각하지는 않는다. 한방적인 관점에 의해 판단된 심신의 불균형을, 동일한 관점으로 분류된 약재나 침구의 경혈을 선택하여 치료함으로써, 불균형을 바로잡을 수 있는 벡터의 치료를 지속한다면, 사기에 의해 정기가 손상되지 않는 한, 반드시 효과가 나타나리라고 생각한다. 벡터가 맞지 않으면 효과가 없거나 다른 증상이 나타나게 되는데, 그것은 효과가 없다거나 부작용이 발생되었다고 보는 것이 아니라, 오치誤治, 잘못된 진찰에 의한 것이며, 한방의의 실력이 의심될 뿐, 한약이 효과가 없다고는 말하지 않는다는 것이다. 하지만 한방적인 평가에 의하지 않고 한약을 운용하는 경우에는 그 약효가 원하지 않는 부작용으로 나타나게 된다.

3) 저자가 공저한 《漢方重要処方60》(横浜薬科大学漢方和漢薬調査研究センター編, 万来舍, 2014)에는 각 처방에 대한 약재 구성도가 있어, 대표적인 약재 조합을 배우기에 적합하다.

8 감초의 효과와 부작용

가장 대표적인 부작용은 한약의 70%[4] 정도에 포함되어 있는 감초의 작용이다. 감초의 성분인 글리시리진glycyrrhizin이 장내세균에 의해 생리활성형인 글리시리진산glycyrrhizinic acid으로 대사되고 흡수되어, 간의 당질 코르티코이드 분해효소를 억제하고, 항스트레스 호르몬인 당질 코르티코이드의 작용을 지속·강화시킴으로써, 소염, 항면역, 정신안정, 기타 호르몬 및 생리활성물질의 활성을 발휘시키는 기능과, 무기질 코르티코이드와 같은 염분 유지·칼륨 배설작용을 나타낸다.

따라서 한약의 70%에 감초가 포함되었다는 것은, 한약의 70%가 어떤 형태로든 항스트레스 호르몬 증강작용이 있고, 소염, 정신안정, 수분보존 효과를 가지고 있다는 말이다. 이 효과의 과잉상태가 가성 알도스테론증pseudoaldosteronism으로, 부종이나 저칼륨 경향이 초래되기 쉬운 여성 및 노인에게 특히 주의를 요하고, 필요에 따라서 감초를 신속하게 감량하면 큰 문제로 이어지지 않는다.

후생노동성에서는 감초 용량으로 1일 5g 이상은 상용常用하지 말 것을 주의 환기하고 있다. 엑기스제 중에는 작약감초탕만이 감초가 6g 포함된 제제이다(고타로小太郎 한방제약은 5g 포함).

9 임상에서 빠르게 한방의학을 학습하는 방법

한방 학습법에는 다양한 방법이 있지만, 가장 빠르고 확실하게 한약을 사용하기 위해서는, 먼저 가지고 있는 한약의 한방적 기능을 방증상대方證相對 라고 하는, 구성 약재 단계로 조합의 구성을 이해하는 것이다. 이를 위한 한약 자료는 제4장에 정리했다.

각각의 한약은 '증'이라고 하는 한방적 적응증의 포인트가 있다. 그 적응 포인트의 '주증主證'을 트리거로 하여, 한방 처방의 선택을 점점 좁혀나간다. 그래도 처방을 결정할 수 없는 경우에는 구성약재를 비교하고, 해당 증상 개선에 필요한 약재 조합

---

4) 일본에서 사용되는 한방 제제약의 약 70%를 의미한다—옮긴이.

이 들어 있는지를 확인하며, 한약의 제2의 적응 포인트인 '객증客證'을 참고하여 처방을 결정한다. 주요 처방의 주증과 객증을 제4장에 표로 정리했다.

대표적인 증상과 대응되는 약재군은 다음과 같다.

두통 및 체표통, 무한無汗, 다한多汗, 침한寢汗 등의 표증이 있는 경우에는 발표·발한제 및 고표·지한제, 위장계의 리증이 있는 경우에는 하제 및 지리제止痢劑, 국소의 염증이 강한 열증이 있는 경우에는 청열제, 국소의 냉증 등 한증이 있는 경우에는 온열제溫熱劑, 원기가 없는 기허가 있는 경우에는 보기제, 기가 상역되어 있는 경우에는 강기제降氣劑, 기가 정체되어 있는 경우에는 행기제行氣劑, 기가 가라앉아 있는 경우에는 승제제昇提劑, 부종 등의 수체水滯·수독水毒에는 이수제, 수水(진액: 생리적으로 기능하는 수분)의 부족은 자윤滋潤·생진제生津劑, 혈(혈액을 포함한 영양성분)의 부족은 보혈제, 혈의 울체·어혈은 구어혈제의 약재군을 사용한다.[5] 이렇게 적고 보면 대증요법처럼 보이는데, 이들이 표리, 한열, 기혈수의 균형을 바로잡는 한방치료의 기본이다.

각각의 약효군 내에서도, 다양한 약재 조합이 있기 때문에, 한번에 모든 것을 기억하지 않더라도, 일단 가지고 있는 대표적인 한약의 구성약재를 살펴보고, 어떤 조합에 속하는 약재가 사용되고 있는지, 그 대표적인 증상을 재차 삼차 기억해 두면 가지고 있는 한약을 잘 다룰 수 있게 될 것이다.

⑩ 한방의학과 서양의학의 착안점의 차이

체온을 예로 들어, 그 차이를 생각해보면 알기 쉽다. 서양의학에서는 체온측정을 통해 체온이 높으면 차게 하고, 진통해열제를 사용하며, 체온이 낮으면 따뜻하게 한다. 한방의학에서는 체온의 높고 낮음과 관계없이, 열감(양기)보다 오한(음기)을 강하게 느낀다면 양기를 보하기 위해 신온辛溫한 약재인 계지와 마황, 생강 등을 포함한 한약으로 따뜻하게 한다. 열감이 강하고 오한이 없다면, 고한苦寒한 약재인 시호나 황금, 황련, 석고 등을 포함한 한약으로 차갑게 한다(도표1-3).

---

5) 임상에 도움이 되는 약재 해설서로서, 저자가 공저한 《漢方210処方生薬解説—その基礎から運用まで—》(昭和漢方生薬ハーブ研究会編, じほう, 2003)는 약재 효능군으로부터 약재를 선택하는 데 도움이 된다.

[도표1-3] 체온에 대한 서양의학과 한방의학의 인식과 치료법의 차이

체온	서양의과학	한방의술
진단 평가	체온측정 (물리량계측) 발열/저체온	자타각증상(사람의 감각·방향성 판단) 오한 또는 오열/궐랭厥冷·궐역厥逆
치료	소염해열제/물리적으로 보온	신온제辛溫劑 또는 신량제辛凉劑/온보溫補·대사개선제
예후	불명확	치유기간 단축

역자 주

서양의학에서도 열은 더 이상 낮춰야만 하는 상태가 아니라, 질병 치유에 도움이 되는 상태로 보고 있으며, 해열제 사용 또한 열을 낮추는 것만을 목적으로 하는 것이 아니라, 불편함의 해소를 주 목적으로 하고 있다.

예를 들어, 39℃ 미만의 열은 건강한 아이들에서 일반적으로 치료가 필요하지 않다고 본다. 39℃ 이상의 열이 발생하면 환아들은 불편을 겪는 경향이 있고, 그럴 때에는 열에 대한 치료가 합리적이라고 할 수 있다. 심폐질환, 대사질환, 신경계 질환이나 열성경련의 위험이 있는 경우, 보호자가 열에 대해 걱정하는 경우 등에 해열을 위한 약물을 처방할 수 있겠으나, 증상의 완화만 제공할 뿐 질병 경과의 호전은 제공하지 못한다.

참고문헌: Nelson Textbook of Pediatrics 20th Edition, Chapter 176, 1279p.

즉, 한방의학은 체온 그 자체보다도 체온의 배경에 있는 자연치유력에 관심이 있다. 따라서 오한이 있어 열 생산을 높이고자 할 때에는 따뜻하게 하는 약재를 사용한다. 더워서 열을 발산하고자 할 때에는 차갑게 하는 등, 자연치유력의 방향성에 부합하는 치료를 사람의 감각으로 판단하는 의료기술(예술art)이라고 할 수 있다.

따라서 서양의학과 한방의학은, 서양의과학의 학문(과학)과 한방적 임상접근(한방의술)의 기술(예술)이라고 할 수 있다. 학學과 술術이 모인다면 진정한 의료가 완성되는 것이 아닐까?

제❷장

한방의학의 기본

① 태극, 음양, 기혈수, 오행

제1장에서 한방의학은 블랙박스 시스템론이라고 설명했는데, 이 의학은 진단, 치료약물, 양생 모두가 음양오행설이라는 복잡계 시스템론으로 설명된다. 하나의 태극이 분화되어 두 개의 음양이 만들어진다. 음양이 어우러져 세 개인 천인지天人地 삼재三才가 만들어지고, 음양이 회전하고 소장消長을 반복하여 오행의 순환 시스템이 만들어진다. 이러한 것들은 모두 각각 인체라는 복잡계를 이해하기 위한 일반 시스템론이다.

태극인 인체 전체를 음양이라고 하는 대립적 생명 에너지의 척도로 보는 경우와, 기혈수라고 하는 생명을 유지하는 물질 수준의 척도로 보는 경우, 그리고 오장五臟이라고 하는 장부경락설의 육체 및 감정의 구체적인 생명활동 수준의 척도로 보는 경우가 있는데, 그 대상은 항상 인체 전체의 시스템·태극이라는 의식이 중요하다. 각 척도마다 짝이 되는 한방처방을 기억해 두면 치료의 폭이 넓어진다. 예를 들어, 배뇨장애의 경우, 음양의 짝으로 하여, 열감이 있는 경우에는 저령탕이나 오림산, 용담사간탕 등을, 냉감이 있는 경우에는 진무탕이나 팔미지황환 등을 기억해두면 좋다. 또한 기혈수의 짝으로는, 기가 순환되지 않는 경우에는 청심연자음, 혈이 울체된 어혈의 경우에는 용담사간탕, 부종이 있는 수독水毒의 경우에는 저령탕이나 오림산 등이 있다. 오장 각각의 부조不調마다 배뇨장애의 처방이 존재하고 있다. 또한 같은 열감이라도 약한 허증의 경우는 육미환, 강한 실증의 경우는 용담사간탕이라고 하는 것처럼, 허실에 의한 짝을 생각할 수 있는 여러 시스템론적 범주를 조합하여 병태를 판단하고, 그 병태에 맞는 처방을 선택하는 것이 한약의 운용방법이다.

즉, 하나의 한약을 자유자재로 활용하기 위해서는 이 음양, 삼재, 오행의 범주마다 어떤 작용과 강점이 있는 한약인가를 이해하는 것이 중요하다.

② 임상적으로 입증된 한방의학의 중요한 기본 법칙

한방의학이 역사를 통해 입증해온 가장 훌륭하다고 평가할 수 있는 점은 다음 5가지라고 생각한다.

첫 번째는 천인합일론天人合一論이다. 음양, 기혈수, 오행 등 모든 수준에서, 대자연과 인체가 동일한 법칙으로 움직이고 있어, 기상의학의 영향이 크다는 것을 입증해 온 것. 두 번째는 음양, 기혈수, 오행이 각각의 수준에서 소장消長·순환하고, 자연스럽게 균형을 취하려고 하는 자연치유력이 작동되고 있다는 것을 입증한 것. 세 번째는 음양, 기혈수, 오행 모두가 각각 계층구조를 이루고 있다는 것. 세포 수준, 기관 조직 수준, 인체, 동식물 수준, 자연·지구 수준, 우주 수준에서 음양, 기혈수, 오행 각각의 작용(기)이 계층을 넘어 상호 연동하고, 영향을 미치며 부합하고 있어, 전신에 대한 음양, 기혈수, 오행의 치료효과가 기관·조직세포에까지 이르는 것을 임상적으로 입증했다는 것. 네 번째는 동기상구同氣相求라고 하는 법칙이 있다는 것. 즉, 자연계에 있는 초근목피草根木皮나 기상 등의 음양오행 작용(기)을 통해, 인체, 기관·조직, 세포 수준의 음양오행의 기의 과·부족을 조정하고 보충할 수 있다는 것을 입증한 것. 다섯 번째는 감정과 정신활동이 음양오행으로 평가·치료되며, 정신과 육체가 연동되어 함께 치료할 수 있음을 입증한 것.

이상 5가지 점이 서양의학에는 없는 한방의학의 중요한 기본 법칙이며, 누구나 이와 같은 생각에서 한약을 운용한다면, 항상 같은 결과를 낼 수 있다는 보편적인 수준으로까지, 임상경험을 축적하고 정리하고 체계화해온 의학인 것이다(도표2-1).

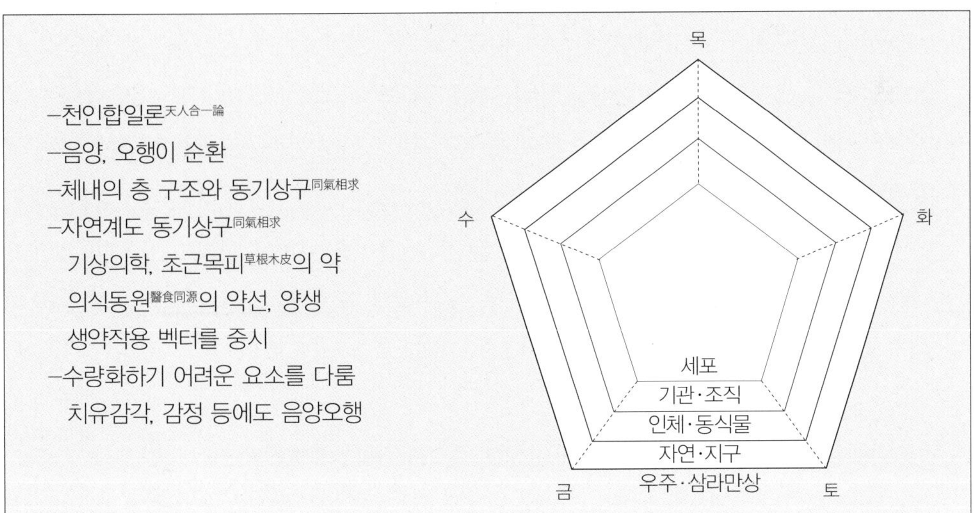

[도표2-1] 한방의학의 중요한 기본 법칙

3 한방에서의 증

1) 증은 하나가 아니다

치료방침 및 처방선택의 기본이 되는 것을 증이라고 부른다. 한 사람의 병태에 대해 음양, 기혈수, 오장 각 수준의 척도가 있기 때문에, 한 사람의 환자에 대하여 증이 꼭 하나인 것은 아니다.

2) 허증과 실증

자연치유력을 의미하는 정기正氣와 질병을 일으키는 사기邪氣의 싸움이 팽팽하면 실증이 되지만, 정기가 약하고 사기가 강하면 허증이 된다. 정기가 사기보다 강하면 질병에 걸리지 않는다. 즉, 허실은 정기와 사기의 강약 균형으로, 병세에 따라 결정되는 유동적인 것이기 때문에, 질병에 이환되기 전부터의 체력에 따라 정해져 있는 것은 아니다. 따라서 병에 걸리지 않고, 사기가 전면에 나타나지 않은 사람에 대하여 이 사람은 허증일까, 실증일까라고 생각하는 것은 별 의미가 없다.

일부 서적에는 체력과 허실이 관계가 있는 것처럼 기재되어 있지만, 한방의 바이블이라고 불리는 《소문素問》, 《상한론傷寒論》, 《금궤요략金匱要略》 중 어디에도 그런 기술은 없다. 한방의 초심자는 이 실증과 허증에서 좌절하고, 한방을 이해하기 어렵다고 느끼는 중요한 포인트이기 때문에 짚고 넘어가고자 한다.

급성 질환의 경우에는, 정기와 사기의 항쟁이 급변하고, 예후에 영향을 미치기 때문에, 병세의 허실 진행을 중시한 삼음삼양론이라고 하는 '《상한론傷寒論》'에 기재된 증을 위주로 사용하고, 만성 질환의 경우에는 《소문素問》과 《금궤요략金匱要略》을 베이스로 하여, 기혈수론과 오행의 장부경락론을 이용하여 증을 판단하는 경우가 많다. 한약은 그 처방의 출처에 따라, 크게 삼음삼양론에 규정된 처방, 기혈수론에 규정된 처방, 장부경락론에 규정된 처방이 있다.

3) 일본한방의 증 '방증상대方證相對'와 중의학의 증 '변증론치辨證論治'

일본은 쇼토쿠聖德 태자 시대에 중국문화와 함께 의술이 들어왔으며, 984년에 단바 야스요리丹波康頼(912~995)에 의해 일본 최고最古의 의서인 《의심방醫心方》 30권이 저술되었다.

그후 중국의 금원金元시대에, 유완소劉完素(1120~1200)의 한량파寒凉派, 장자화張子和(1156~1228)의 공하파攻下派, 이동원李東垣(1180~1251)의 보토파補土派, 주단계朱丹溪(1281~1358)의 양음파養陰派라고 하는 금원사대가金元四大家의 이론이 대두되고, 16세기에 일본에 들어왔다. 현재에도 널리 사용되고 있는 보중익기탕은 이동원李東垣이 만든 처방으로, 타시로 산키田代三喜(1465~1537)는 보토파補土派와 양음파養陰派의 의술을 전하고, 마나세 도산曲直瀨道三(1507~1594)과 마나세 겐사쿠曲直瀨玄朔(1549~1631)에 의해 후세파가 발전되었지만, 임상과 떨어진 관념론적 발전이 횡행했다.

그와는 반대로, 장중경張仲景(불명~219)의 《상한론傷寒論》, 《금궤요략金匱要略》을 복고復古하여 임상을 중시하는 고방파가 대두했으며, 요시마스 토도吉益東洞(1702~1773)가 《상한론》과 《금궤요략》에 나오는 처방을 처방별로 편찬한 《유취방類聚方》과 같은 방식으로 약재를 정리한 《약징藥徵》을 저술하여, 처방과 약재의 중요성을 설명했는데, 예를 들어 갈근탕증葛根湯證이라고 하는 것처럼, 처방마다 규정된 증후군을 명확하게 제시한 '방증상대方證相對'라고 하는 개념을 제창하여, 그 후 일본 한방에 큰 영향을 미쳤다.

일본이 에도시대에 쇄국을 하고 있을 동안, 중국에서는 열병熱病에 대한 온병론이 발전했다. 일본에는 중의학의 일부로 1960년 이후에 알려지게 되면서 일본 의료용 한방 엑기스 제제에는 포함되지 못했다.

일본에서는 후세파와 고방파의 엑기스 제제가 보험약가에 등재되었기 때문에, 온병론을 포함한 중의학은 별로 사용되지 않고, 방증상대의 개념으로 의료용 한방이 운용되어왔다.

1953년부터 1958년까지 중국에서는 마오쩌둥의 명령으로 중국 전통의학의 통일을 도모하기 위해 중의학이라는 개념이 제창되었다. 중의학은 《소문素問》·《영추靈樞》·《난경難經》을 기반으로 하는 침구경락이론과, 《상한론》과 《금궤요략》을 기반으로 하는 삼음삼양론 및 기혈수론과, 그 이후에 발전한 장부경락론 및 온병론을 모두 합한 것으로 그 핵심체계는 변증론치辨證論治라는 사고방식이라고 할 수 있다.

중의학은 일견 논리적이고 이해하기 쉽게 보이지만, 약재 운용을 중심으로 생각하고 있기 때문에, 변증론치에서 증을 파악하고도 상응하는 한약이 일본에 없는 경우가 많다. 일본 한방의 방증상대라고 하는 증의 파악방법은, 처음부터 OO탕증이라고 하는 것처럼, 방方과 증이 대응하고 있기 때문에, 한방 엑기스 제제를 사용하는 경우가 많은 일본에서는 방증상대 쪽이 보다 실천적이고, 초심자에게는 알기 쉬운 것이 아닐까 생각한다.

각 한방처방의 전체상을 이해하기 위해서는 방증상대로도 좋지만, 기타 유사한 한방처방을 비교하여 구분할 때에는 구성약재의 약성藥性과 약미藥味를 변증론치로 검토하는 것이 이해하기 쉬운 경우도 있다. 제4장에서는 방증상대의 개념을 통해 주요한 한약의 주증과 객증을 표로 정리한 것이 있으니 참고하길 바란다.

4) 증을 파악하는 진단기술에 대하여

처방명이 붙어 있는 현존하는 한방제제는 모두 역사적으로 선택되어온 처방이기 때문에, 적응하는 증이 맞으면 반드시 효과가 나타나는 처방이며, 이용가치가 높다.

한약을 바르게 운용하기 위해서는, 치료자의 오감을 구사한 장인적인 한방진단기술이 필요하고, 그것을 학습하기 위해서는 스승으로부터 수련을 받을 필요가 있어, 서양의학에서 보편적인 의과학을 배운 사람에게는, 일자상전一子相傳하는 예술과 같은 진단기술은 이해할 수 없는 세계라고 생각되어왔다.

하지만 한약은 음양오행설이라는 대립·순환 시스템론으로 되어 있기 때문에, 맥진과 복진으로 판명나지 않아도, 문진問診 과 시진視診 만으로도 오행의 색체표(참고: 〈부록 표6.〉 다양한 병태, 오미五味, 오곡五穀, 오채五菜 등의 식품, 기상 등 관련 요인을 오행의 범주로 분류한 것으로, 다양한 병태를 오행 분류하기 위해 사용됨) 등을 이용하면, 대략적인 음양오행의 방향성을 판단할 수 있다. 방향성이 맞는다면, 다소의 차이는 무시하고 처방해도 충분히 효과를 얻을 수 있는 것이 한약이다.

한방전문의가 되는 것이라면 스승도 필요하지만, 한방을 사용해보고 싶은 일반 임상의에게는 어느 정도 한방의학적인 균형에 대한 판단이 있다면, 그만큼으로도 충분히 활용할 수 있는 것이므로 안심하길 바란다.

구체적인 음양오행, 기혈수의 증 각론은 여러 서적에 잘 정리되어 있기 때문에, 추천도서를 소개한다. 구체적인 증은 각론에서 언급하고자 한다.

■ **추천도서**

① 《PHPビジュアル實用ブック ス, 症狀別よくわかる東洋医學》, 네모토 유키오根本幸夫 저, PHP연구소, 2009년 초판.

동양의학의 체계를 개관하는데 간결명료하고 기본을 파악하기에 좋은 책이다. 환자에게 한방의학적으로 설명할 때도 참고할 수 있다. 일반인에게도 좋은 책이다.

② 《やさしい漢方理論》, 기타지마 도시아키喜多敏明 저, 医歯藥出版株式會社, 2001년 초판.

의사를 대상으로 하여 기혈수와 음양을 기초, 병태, 사진四診, 방제별로 나누어 그림을 섞어가며 알기 쉽게 해설하고, 곳곳에 서양의학적 병명을 추가하고 있기 때문에, 서양의학만을 배운 사람이 알기 쉽게 이해하도록 쓴 책이다. 기혈수와 음양을 따로따로 이해하는 것이 아니라, 상대적인 것이라고 설명하고 있기 때문에 한방적인 사고가 몸에 익을 수 있게 쓰여 있다.

③ 《漢方藥の考え方, 使い方》, 가시마 마사유키加島雅之 저, 中外医學社 , 2014년 초판.

한방의 고전에 조예가 깊은 저자가 의사를 대상으로 하여, 중의학의 기초부터 온병溫病에 이르기까지, 또 일본 한방의 특색을 포함하여 고전에 입각한 소개와 해설을 약재 기반으로 쓴 책이다. 더하여 입원병동에 필요한 한방과 외래에서의 한방을, 중의학적 변증을 중심으로 서술하고, 엑기스제로도 대응 가능하도록 추가 기재하였다. 초심자뿐 아니라 어느 정도의 기본을 이해할 수 있는 중급자도 읽을 만한 좋은 책이라고 생각한다.

4 한방에서 신腎의 개념과 팔미지황환

비뇨의학과 질환의 진료에 종사하는 의사에게 있어, 한방적인 신腎의 개념을 이해하는 것은 의미가 있는 일이다.

신의 기능저하를 의미하는 신허腎虛와 그 대표 처방인 팔미지황환의 효과를 한방적으로 이해할 뿐만 아니라, 약리학적 데이터와 서양의학적 근거에 입각하여 이해한다면, 앞으로의 진료에 많은 도움이 되리라 생각한다.

먼저 한방의 '신'에 대응하는 구체적인 부위 및 기능을 나열하며, 보신補腎의 효과를 논하고자 한다. 피부의 기저층, 모발의 모근, 눈의 수정체, 인체의 다리·허리, 신장·비뇨생식기계, 귀의 내림프 등이 신에 속하는 것으로, 한약으로 보신 효과가 나타나면, 피부의 비박화菲薄化에 의한 노인성 피부소양증이 개선되고, 백발이 검게 되거나, 모발이 굵어지거나, 백내장의 진행이 억제되거나(혈중 AGEs를 유의하게 감소시켜 수정체의 변성을 억제하는 작용이 확인되어 있음), 요족腰足의 허약함이 개선되거나, 혈청 크레아티닌 수치 및 방광기능·야간 배뇨가 개선되거나, 조정기능造精機能 및 대하帶下가 개선되거나, 이명 및 어지럼증도 개선된다. 전신의 어딘가에 신허의 증이 있고, 한방처방의 증(적응증)과 부합한다면, 다양한 차원의 신허를 동시에 개선시키는 것이 가능하다.

이상을 정리해보면, 음양오행설의 목木·화火·토土·금金·수水 5가지 범주 중의 수기水氣를 위주로 하는 작용을 '신'이라고 하며, 신의 기능이 부족한 상태를 신허라고 부르고, 신허를 개선하는 치료를 보신이라고 한다.

이 5가지 범주는 세포 수준, 조직 수준, 기관 수준, 인체 수준 각각의 차원에 존재하며, 부분은 전체를 반영하고 전체는 부분에 영향을 주는 동기상구同氣相求의 법칙이 있기 때문에, 한방의학에서 '신'에 작용하는 한약은 각 차원의 '신'에 상응하는 부위 및 기능에 동시에 작용하는 것이라는 인식 위에서 치료를 실시하고 있다.

일반 의사들은 이러한 사고를 모르기 때문에, '한방은 종잡을 수가 없어, 완전히 이해하기가 어렵다'라는 인식을 갖게 되는 것이다.

한방의 기본적인 생리병리학서가 되는 《소문素問》에 쓰인 신의 정의는 다음과 같다(도표2-2).

신은 수水를 주관하여, 오장육부와 전신의 정精을 저장하고 있다.

정은 수와 혈에 내재된 물질적 생명 에너지로, 모든 것을 총칭하여 음액陰液이라고 하며, 음액으로부터 양기가, 정으로부터 기가 생겨나 전신에 작용하며, 장생長生하여 자라나는 작용을 보여주는 신神이 확립됨으로써 정신이 안정된다.

상고천진론上古天眞論

-腎者主水. 受五臟六腑之精而藏之.
-정精이라는 것은 성장, 발육, 생식의 기본 에너지
-水(津液)+血+精 ⇒陰液< >氣 ⇒陽氣.

精⇒氣⇒神

-기본: 음액陰液은 양기의 모母이며, 정精으로부터 기가 생긴다.
-건강: 정精이 충실하고, 기가 잘 순환하며, 신神(정신)이 안정
-질병: 정精이 손상되면, 기가 흩어지고, 신神이 불안정

정精=원기의 기본=정력적, 힘써 일하다, 기운이 나다.

[도표2-2] 《소문素問》에 쓰인 신의 정의

[도표2-3]에서 보는 바와 같이, 신은 인체의 성장, 발육, 생식, 노화를 담당하고 있다. 여성은 7의 배수로 변화하고, 7×7=49세에 천계天癸가 다하여 폐경을 한다.

남성은 8의 배수로, 8×7=56세에 천계가 다하여, 자식이 생기지 않게 된다.

여성 7의 배수

신기腎氣는 성장, 발육, 노화의 과정을 주관하고, 성쇠盛衰한다.
女子七歲、腎氣盛、齒更髮長.
二七而天癸至、任脈通、太衝脈盛、月事以時下、故有子.
三七腎氣平均、故眞牙生而長極.
四七筋骨堅、髮長極、身體盛壯.
五七陽明脈衰、面始焦、髮始墮.
六七三陽脈衰於上、面皆焦、髮始白.
七七任脈虛、太衝脈衰少、天癸竭、地道不通、故形壞而無子也.

남성 8의 배수

丈夫八歲、腎氣實、髮長齒更.
二八腎氣盛、天癸至、精氣溢寫、陰陽和、故能有子.
三八腎氣平均、筋骨勁强、故眞牙生而長極.
四八筋骨隆盛、肌肉滿壯.

五八腎氣衰、髮墮齒槁.
六八陽氣衰竭於上、面焦、髮鬢頒白.
七八肝氣衰、筋不能動、天癸竭、精少、腎藏衰、形體皆極.
八八則齒髮去.
今五藏皆衰、筋骨解墮、天癸盡矣. 故髮鬢白、身體重、行步不正、而無子耳.

[도표2-3] 《소문素問 · 상고천진론上古天眞論》에 기재된 신의 성장, 발육, 노화 기능

[도표2-4]에서 정리한 바와 같이, 신은 육체에 있어서는 성장, 노화, 생식, 세포분열, 내분비 등을 주관하며, 모든 모세포, 아세포, 줄기세포, 피부의 기저층 등 재생 분열능을 제어하는 기능이 포함된다.

음陰을 육체라고 했을 때, 양陽에 해당되는 정신에서, 신은 모든 정신활동의 근원이 되고 지탱하는 역할을 하는데, 이는 지志와 사명감에 해당하고, 육체와 정신이 연동되기 때문에, 육체를 보신補腎한다면 정신도 보충될 수 있다는 것이다.

생명의 근원(정精)을 응축시켜 내장內藏한다

–성장, 발육, 노화의 과정에 관계, 생명 에너지(정精)
  성장, 노화, 생식, 세포분열, 세포성 면역, 내분비
–표피의 기저층
–모발의 모모세포keratinocyte cell: 신의 영화로움은 모발에 드러난다.
–뼈의 골아세포osteoblast: 신은 골骨을 주관하며, 수髓를 생한다.
–골수의 조혈 줄기세포: 신은 수髓를 생한다.
–세포의 핵, DNA

신지神志를 장藏한다

–모든 정신활동의 근원, 지탱해주는 것, 사명감
–'腎爲作强之官, 技巧出焉'⇒작업능력이 강인하고, 치밀함을 보일 수 있게 된다.
  전신(오장五臟)의 뼈대backbone가 되는 장기

이상의 기능을 모두 '신'이라고 한다.
지황(경옥고瓊玉膏)은 상기 모두에 작용하여 보신補腎한다.

[도표2-4] 육체 및 정신에 대한 신의 기능

신의 음양이라고 할 수 있는 신정腎精과 신기腎氣가 부족한 것을 신허라고 총칭한다. 신허의 원인은 [도표2-5]에 기재한 대로이다. 방중과다(성행위 과도) 및 불면·쉬지 않고 분주한 정신상태, 여름에 발한과다, 겨울에 난방 및 전기담요를 과도하게 사용하는 것(노인에게 많음) 등으로, 정이 새고 이를 소모하는 상황이 오래 계속되면 더욱 신허를 조장하고, 노화가 빨라진다.

1. 신허(신정부족腎精不足, 신기불고腎氣不固, 실조失調)의 원인

1) 선천적인 부족
2) 영양불량, 흡수불량 등의 후천적 부족
3) 방사과도(불섭생한 성생활)
4) 한랭식품과 한랭음료의 과다 섭취, 과도한 냉방
5) 심야의 불면상태(철야업무, 밤에 놀러 다니는 것)
6) 구병久病이나 장기간 한랭 스트레스가 신에 달한 것
7) 장기간 불안·공포, 정신적 스트레스가 신기腎氣를 손상시킴
8) 노화현상

–정신적 노화: (무언가) 할 마음, 활력, 정력, 의지가 쇠약한 사람

[도표2-5] 신의 병기, 병인

신허에서 공통적으로 보여지는 증(진단근거가 되는 증상)을 [도표2-6]에 제시했다. 3개 항목 이상에 해당하는 경우 신허라고 판단할 수 있다.

2. 신허(신정부족腎精不足)의 변증기준

1) 허리와 등이 나른하고 아프다.
2) 종아리가 나른하고, 발뒤꿈치, 종아리 외측면이 아프다.
3) 이명, 청력 감퇴
4) 탈모, 모발에 윤기가 없음
5) 치아가 흔들리고, 탈락됨
6) 성기능 이상(발기부전, 몽정)

[도표2-6] 신이 쇠한 때의 공통 증상

신허 초기에는 신의 음액(수혈水血의 정精)이 부족하여 윤기와 영양이 부족한 상태가 되기 때문에, 겉으로는 오심번열五心煩熱(얼굴과 손발이 화끈거림)의 상태가 되고, 신체 내부는 신진대사가 저하되어 매우 차가운 상태가 되는데 이를 허열虛熱이라고 한다. 구체적으로는 수영을 하고 난 후 또는 스키를 타고난 후에 몸이 화끈거리는 현상을 허열이라고 할 수 있다. 아토피 피부염도 전신 홍피증을 보이며 한기가 심하게 드는 중증례에서는 진무탕이나 팔미환을 더하여 극적으로 개선되는 경우가 있다(도표2–7).

3. 신음허腎陰虛의 변증기준(신정腎精의 음액(영양·윤기) 부족)
1) 오심번열五心煩熱(손바닥, 발바닥, 가슴의 열감) 2) 상열감·몸의 열감 3) 머리가 흔들림·어지러운 느낌 4) 변비 경향·소변이 진함 5) 야간의 구건, 구갈 6) 도한盜汗(침한寢汗) 7) 불면 –3개 항목 이상이면 신음허로 판단

[도표2–7] 신정腎精(음陰)이 쇠한 경우의 증상

신의 물질적인 요소·음액(수혈水血) 부족인 신음허가 오래 지속되면, 신의 기능적 요소인 양기가 손상되어 신양허가 된다. 신양허의 이미지는 몸의 열원熱源 부족이라고 생각하면 된다. 어쨌든 추위를 타는 사람이 된다.

신양허를 확인하는 또 다른 유용한 방법은 소변의 색조이다. 소변은 신음허에서는 짙은 색조인데 반해, 신양허에서는 옅은 색조의 소변이 나온다. 치료하면 색조가 짙어져 보통으로 돌아오므로, 매일의 신양허 상황을 소변색에서 확인할 수 있다(도표2–8).

팔미지황환의 적응증을 [도표2–9]에 제시한다. 가장 중요한 포인트는 하복부로부터 요족腰足, 즉 하반신에 힘이 들어가지 않고 차가워져 있는 상태이다.

귀는 신의 창窓이라고 하며, 둘 다 오행 중 '수水'의 범주에 속해있기 때문에, 귀에 관련된 증상이 나타나기 쉽다. 모발과 뼈도 같은 범주에 있어 동시에 약효를 나타낸다.

노화촉진물질인 AGEs를 저하시켜 콜라겐의 기능이 저하되는 것을 방지하며, 혈관장애 및 신기능장애를 개선하는 작용이 확인되고 있다.

4. 신양허腎陽虛의 변증기준(신의 양기(기능) 부족)

1) 추워한다, 사지가 차다, 저체온
2) 야간뇨
3) 부종
4) 소변이 옅고, 투명
5) 숨이 차고, 말을 하고 싶어 하지 않음
6) 흐리멍덩하여 의식이 뚜렷하지 않음
7) 안색에 윤기가 없음
8) 발기부전, 유정遺精, 유뇨遺尿(요실금)

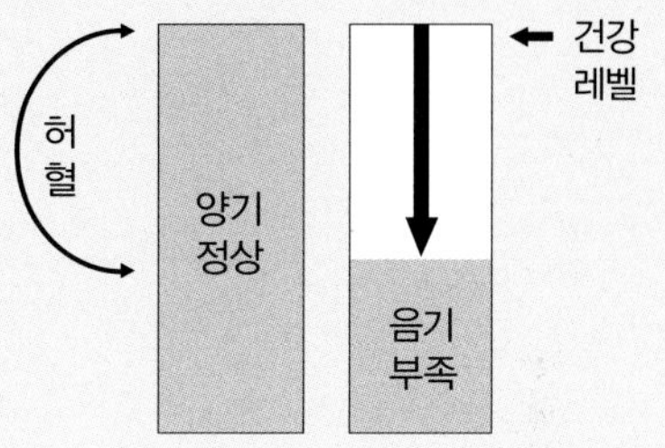

[도표2-8] 신기腎氣(양陽)가 쇠한 경우의 증상
음은 양의 모母(음허가 양허를 초래)

임상목표

–허리와 하복부, 무릎이 노곤하며 탈력감, 동작이 둔함, 사지궐랭, 추위를 탐, 기면 경향, 지력감퇴, 이명, 휘청거림(신양허)
–맥脈: 침지沈遲, 설舌: 담백반대淡白胖大, 설태: 무태無苔 · 백활白滑
–때때로 손발에 화끈거리는 열감이 들거나 시림(음양양허陰陽兩虛)

합방合方

–냉증이 강하다면, 인삼탕, 가공부자加工附子를 합방
–원기·기력·식욕부진 등 비허脾虛에는 육군자탕, 보중익기탕
(감초가 문제 될 경우: 복령음, 반하백출천마탕)
–부종이 심하다면, 오령산, 영계출감탕, 진무탕을 합방, 우차신기환을 고려

[도표2-9] 팔미지황환의 적응

팔미지황환의 구성약재 중, [도표2-10]에서 복령은 전신에서, 택사는 상반신 및 귀에서 이수利水(수분대사 개선) 작용이 있고, 목단피와 지황은 청열·구어혈의 소염 작용이 있으며, 지황, 산수유, 산약, 부자에는 보신補腎·강장强壯, 유뇨 개선작용이 있고, 부자와 계지는 냉증 및 습기濕氣에 의한 통증을 제거하고 따뜻하게 하여 강장强壯하는 회양回陽(양기를 순환시킴) 작용이 있다.

처방해설: 몸을 따뜻하게 보신하는 것을 통해, 신의 쇠약해진과 냉증에 의한 야간 배뇨 및 신허에 수반된 기력감퇴·요족의 위약을 치료한다.

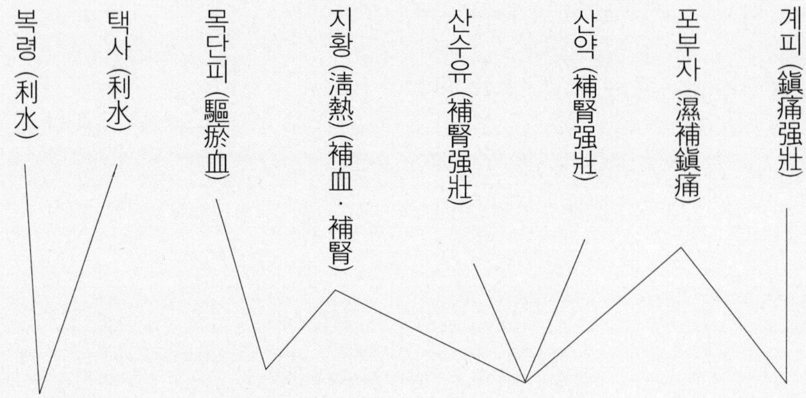

배뇨를 촉진시키고, 잔뇨감을 치료한다.

청열하고 어혈을 제거함으로써, 번민감을 수반하는 열감, 손발의 열감을 치료한다.

신을 보하고 강장을 도모한다. 유뇨를 치료한다.

냉증 및 습기에 의한 통증을 제거한다. 강장을 도모한다.

※ 오늘날에는 일반적으로 엑기스제의 경우에는 가공부자를 사용하고 있다.

※ 후대에는 계피(계지)를 육계로 대체하고, 지황을 숙지황으로 사용함으로써, 보다 보신·강장 효과에 중점을 둔 처방구성을 이용하고 있다.

[도표2-10] 팔미지황환의 적응

다성분계인 한방 약재에는 다양한 약효가 내재하여 있는데, 보신에서 가장 중요한 지황에는 주목할 만한 약리효과가 있다(도표2-11).

TNF-α 및 IL-1 등 염증성 사이토카인을 억제하여, 만성 염증 및 산화 스트레스 등을 개선하면서, 동시에 IL-2 및 p53 유전자의 발현을 증가하도록 촉진하여 세포성 면역을 높이는 효과가 있다.

기타 작용도 모두 항노화에 기여할 수 있는 작용이다.

혈당강하작용

-클루코키나아제glucokinase, G6P 탈수소효소 활성 촉진

⇒인슐린insulin 분비를 자극

혈압강하, 강심작용

-소량에서는 혈관수축, 대량에서는 혈관확장

-신장 혈관확장 작용에 의한 이뇨

-안지오텐신 전환효소angiotensin-converting enzyme ACE 저해

혈액응고억제

-혈관내 응고억제·섬유소 용해 촉진·항트롬빈antithrombin 작용이 숙지황에 있음

과도한 면역반응 억제

-항체생산 억제, TNF-α·IL-1 분비억제, 대식세포·SOD 활성화

항종양작용

-세포독성 T 림프구·IL-2 증가, p53 암억제 유전자 발현 촉진

기타

-테스토스테론testosterone 감소작용, 제초제 파라쿼트paraquat 불활성화 작용

부작용

-소화작용을 억제하여 구역질을 일으킨다(건지황이 심함)

-특히 설태가 있으며, 위胃의 습열(속이 더부룩한 경향)이 있는 자에게는 총백, 마늘, 무를 함께 섭취하는 것을 금한다.

-십전대보탕과 보중익기탕의 적응구별 포인트

[도표2-11] 지황의 약리작용과 부작용[6]

6) 《モノグラフ生薬の薬効·薬理》(鳥居塚和生 組著, 医歯薬出版, 東京, 2003, pp195-205)를 참고했다.

비슷하게 산수유, 산약에는 항산화작용 및 항알레르기 작용, 항염증작용이 확인되어 있다.

산약은 식품으로 먹는 참마, 마를 건조시킨 것으로, 테스토스테론testosterone 감소효과가 있기 때문에, 전립선비대증 등의 치료 중에, 식양생食養生으로 추천할 수 있다(도표2-12).

산수유

Corni Fructus

[기원] Cornaceae 속 Cornus officinalis Siebold et Zuccarini의 부과(accessory fruit) 종자를 빼내고 과육을 건조한 것

[출전] 《신농본초경》, 중품

[효능] 강장, 수렴, 지혈, 보신補腎

[용법] 빈뇨, 요腰·슬膝 통증, 이명, 어지럼증

[성미] 산酸·삽澁, 미온微溫

[처방] 우차신기환, 팔미환, 팔미지황환, 육미환

[약리] 항산화, 간 장애 개선, 항알레르기, 정자 운동성 항진

산약

Dioscoreae Rhizoma

[기원] Dioscoreaceae 속 Dioscorea japonica Thunberg 또는 Dioscorea batatas Decaisne의 덩이줄기 주피를 제거하고 건조한 것

[출전] 《신농본초경》, 상품

[별명] 서예薯蕷 《신농본초경》

[효능] 자양강장, 강정强精, 지사止瀉, 진해鎭咳, 지갈止渴

[용법] 장염, 야뇨증, 도한 등

[성미] 감甘, 평平

[처방] 계비탕, 삼령백출산, 팔미지황탕, 우차신기환, 팔미지황환, 육미환 등

[약리] 혈당강하, 테스토스테론 감소, 항염증, 항암, iNOS 활성화

[부작용] 산약, 반하로 인해 알레르기성 천식이 유발될 수 있음

[도표2-12] 산수유와 산약

택사는 상반신의 수분대사를 개선하는데, 어지럼증의 특효약으로 유명하며, 오령산, 저령탕, 당귀작약산, 계비탕, 오림산, 반하백출천마탕 등 택사를 포함한 모든

처방에는 어지럼증 및 이명을 개선하는 효과를 기대할 수 있다.

복령은 이수약의 기본이자 가장 많이 사용되는 약재로, 동계를 완화시키는 효과가 뛰어나다(도표2-13).

택사

Alismatis Rhizoma

[기원] Alismataceae 속 Alisma orientale Juzepczuk의 주피를 제거한 덩이줄기
[출전] 《신농본초경》, 상품
[효능] 이뇨, 지갈止渴, 진통
[용법] 소변불리, 빈뇨, 현훈·두중頭重, 구갈, 위내정수胃內停水, 신염, 위하수 등
[성미] 감甘, 한寒
[처방] 오령산, 택사탕, 저령탕, 당귀작약산, 계비탕, 팔미지황환, 우차신기환, 오림산, 반하백출천마탕, 용담사간탕, 육미환 등

복령

Hoelen

[기원] Polyporaceae 속 Poria cocos Wolf의 균핵 또는 외층을 거의 제거하고 건조한 것
[출전] 《신농본초경》, 상품
[효능] 이뇨, 강심, 진통, 진정
[용법] 위내정수胃內停水, 소변불리, 심계항진, 근육의 간대성 경련, 현훈
[성미] 감甘, 평平
[처방] 오령산, 복령음, 영계출감탕, 가미귀비탕, 가미소요산, 귀비탕, 계지복령환, 계비탕, 우차신기환, 오적산, 오림산, 시호가용골모려탕, 시박탕, 산조인탕, 자음지보탕, 사군자탕, 십전대보탕, 십미패독탕, 소반하가복령탕, 삼소음, 진무탕, 청심연자음, 청폐탕, 소경활혈탕, 죽여온담탕, 조등산, 저령탕, 당귀작약산, 이출탕, 이진탕, 인삼양영탕, 팔미지황환, 반하후박탕, 반하백출천마탕, 억간산, 육군자탕, 영감강미신하인탕, 영강출감탕, 육미환 등

[도표2-13] 택사와 복령

목단피에는 다양한 항염증 효과와 혈류개선 효과가 있는 것으로 확인되어 있는데, 계지복령환의 약리작용의 주된 약재로서, 목단피의 이름을 딴 대황목단피탕도 있고, 구어혈약驅瘀血藥으로 도인과 함께 범용되는 약재이다(도표2-14).

항염증작용

–아라키돈산arachidonic acid 대사억제를 통한 아스피린aspirin 유사작용

항알레르기 작용

–히스타민 유리억제, 대식세포 탐식능 항진

응고·섬유소 용해 계통

–아스피린보다 강한 혈소판 응집억제, 트롬빈 길항작용, 실험적 DIC 억제

난소·자궁

–온경탕을 구성하는 감초, 인삼, 작약, 천궁, 당귀, 목단피에서 오직 목단피만이 LH 분비항진 기능이 있음

–자궁 평활근 이완작용(당귀, 작약, 목단피뿐임)

기타

–항궤양, 혈당강하, 활성효소 제거

–항바이러스 작용, 세균발육 저지효과

[도표2–14] 목단피의 약리[7]

계지는 한방적으로는 발표(해표)·발한작용 및 보양補陽·회양回陽 작용을 통해 감모 및 체표의 통증, 알레르기를 개선하고, 사지의 혈행을 개선하는 작용이 있다.

염증성 사이토카인 IL–1 억제를 통한 진통·해열효과가 있고, 계지를 포함한 갈근탕에는 아스피린과 동등한 효과가 있다는 보고가 있으며, 감모 및 각종 바이러스 감염, 관절염 등에 다용되고 있다.

국소 염증성 부종의 아쿠아포린acuaporin 발현 부위에 국한하여 항염증 작용에 관여하고 있는 것으로 나타났다(도표2–15).

부자는 각시투구꽃의 덩이뿌리로, 맹독이 있다. 수치修治를 통해 독을 감소시키고, 다음 항목과 같은 병태에 적극적으로 사용하여 현저한 효과를 확인해온 역사적 근거가 있다. 대상을 한정하지 않는다면, 중독이 발생하는 경우가 있어, 적응을 확실하게 한정하여 사용해왔다(도표2–16).

---

7) 《モノグラフ生薬の薬効·薬理》(鳥居塚和生組著, 医歯薬出版, 東京, 2003, pp437-447)를 참고했다.

허증 타입
–표허증으로 두통, 자한, 동계, 상충上衝(상열감)에 유효

피부 혈관확장 작용
–수족 말초의 냉증을 해소시키고, 전신의 피부를 따뜻하게 한다.

강기降氣 작용
–목 근육의 뭉침 및 통증을 개선하고, 혈압을 강하시키는 경향이 있다.

해열·소염·지통止痛·항바이러스·항류마티스 작용
–바이러스 감염 및 사이토카인을 매개한 염증의 경우에 한해 아스피린과 동등한 해열·진통 작용을 보인다(白木公康 등).

복용 후에 부정형 홍반(심마진尋麻疹)이 나타나는 경우가 있다.
아쿠아포린5에 관여하는 케모카인chemokine 분비 억제(오령산)
–타액선, 뇌, 내이, 심장, 기도, 폐, 각막의 염증을 특히 억제할 수 있다.

[도표2-15] 계지(계피)를 포함하는 처방의 공통 약효[8 9 10 11]

–질병 치료 중에 다한多汗, 사지의 냉증, 오한, 침맥沈脈, 심음미약, 혈압강하가 출현
–구토·설사가 있으며, 손발이 차고, 복통, 복만腹滿, 맥침약脈沈弱, 설태 백활白滑을 수반하는 경우
–관절의 극렬한 통증, 국부의 종창, 근육이 굳어지고 운동이 제한되며, 사지궐랭이 있는 경우
–만성질환, 고령자, 허약 체질인 사람으로, 하반신의 냉증, 요슬腰膝이 나른하고 통증·무력, 또는 냉통冷痛이 있는 것. 족배부종, 야뇨, 빈뇨, 외한畏寒, 맥침약脈沈弱 등
–만성 신염, 심부전 등, 전신의 기능쇠약 증상과 부종을 수반하는 자

[도표2-16] 부자의 사용을 검토할 만한 병태[12]

---

8) 《モノグラフ生薬の薬効·薬理》(鳥居塚和生 組著, 医歯薬出版, 東京, 2003, pp91-101)를 참고했다.

9) 《葛根湯の作用機序の解明証の科学的根拠小児疾患の身近な漢方治療》(白木公康, メジカルビュー社, 東京, 2002, pp162−182)를 참고했다.

10) 〈アボクリンを介した水分代謝詞節作用と炎症反応抑制作用〉(磯濱洋一郎, 漢方医學 37: 120-123, 2003)을 참고했다.

11) 《十大類方》(黃煌, メデイカルユコン, 京都,1997, pp2-6)을 참고했다.

12) 《十大類方》(黃煌, メデイカルユコン, 京都, 1997, pp289-294)을 참고했다.

하지만 일본에서는 가공부자라고 하는 무독화 기술이 있어, 안전하게 사용할 수 있게 되었다.

부자의 적응은 신허와 공통된 부분이 많은데, 특히 허한虛寒에 의한 동통·부종 경향에 부자를 더한다.

부자의 증이라는 것은 부자를 사용하면 좋은 특징적인 증상군 및 진단소견을 정리한 것으로, 강한 냉증과 맥상脈象이 진단의 포인트가 된다(도표2–17).

–정신쇠약, 웅크리고 누워 자꾸 자려고 하는 경향
–사지궐랭, 하반신·슬하膝下의 냉증, 저체온, 추위를 탐
–맥미약脈微弱(극세極細), 침상沈狀(뼈까지 중안重按함), 세약細弱(가늘고 무력함), 또는 맥이 돌연히 부대浮大하며 공연무력空連無力함(부자맥附子脈).

[부자의 중독증상]

–유연流涎, 오심, 구토, 설사, 두현頭眩, 혼미, 안화眼花(눈이 침침하고 시야가 어른거림), 구설口舌이 저리면서 마비감, 맥박감소·동계, 호흡곤란, 인사불성, 경련, 부정맥, 대소변실금
–가공부자정(aconinsan tablet)에서는 화끈거림 및 동계 정도가 나타날 수 있음

[도표2–17] 부자증. 모두 양기쇠약陽氣衰弱, 체력감퇴의 증상[13]

부자가 부적절한 사람에게 부자제附子劑를 투여하면 처음에는 동계와 안면홍조, 강한 열감이 출현하고, 양이 많다면 위와 같은 증상이 나타난다.

부자는 서양의학적으로는 강심제 디기탈리스digitalis와 같은 강심배당체에 이수 및 진통 효과를 겸비하고 있는 것으로 이미지를 그리면 된다.

다음으로는 팔미지황환이 당뇨병에 관련되어 있다는 약리학적 효과를 제시하고 있다(도표2–18). 팔미지황환의 구성약재에는 혈당강하 작용을 함유하고 있는 것이 많다. 말초조직의 내당능을 개선하는 효과도 있다.

더하여 지질대사를 개선하여 지방간을 개선하고, 비알콜성 지방간염 NASH를 예방한다. 당뇨병성 신경병증 치료약 에팔레스타트Epalrestat(Kinedak tablet®)와 동일한 작용이 있다.

---

13)《十大類方》(黃煌, メディカルユコン, 京都, 1997, pp289-294)를 참고했다.

당뇨병성 신증을 개선하거나 발증을 예방할 수 있는 가능성을 가지고 있다.

팔미지황환의 배뇨장애에 대한 효과는 [도표2-19]에 제시되어 있으며, 중추성 작용과 말초장기에 직접작용이 있다.

-당뇨병성 말초신경장애 개선
-아드레날린 투여에 의한 고혈당에서, 인슐린 분비에 영향을 주지 않으면서 내당능을 개선 (스트레스성 고혈당 억제)
-노령 래트의 당부하 실험에서 당동화능sugar assimilation저하를 개선
-노화예방, 노화기능 개선
-제2형 당뇨병 42례의 절반에서, 계지복령환과 병용하여 한방치료만으로 공복시 혈당을 개선했다.
-콜레스테롤 대사회전 증가를 통한 지방간 억제
HDL 콜레스테롤의 증가, 과산화 지질의 억제
-장기간 알코올 투여 래트의 항산화능, 지질대사기능 저하를 억제
-Na 배설증가에 의한 이뇨효과
-당뇨병성 신경장애의 알도오스 환원효소aldose reductase 저해작용
-당뇨병성 신증 모델 래트의 AGEs, 크레아티닌 저하작용

[도표2-18] 팔미환과 당뇨병[14]

-중등도 전립선비대증에 의한 배뇨장애에 유효
-전립선비대증의 67%에서 야간 배뇨횟수, 잔뇨량, 배뇨시간이 개선되었다.
-방광용량 증대, 방광수축 억제작용이 있다.
-배뇨반사의 구심로afferent pathway만을 억제함
빈뇨, 요의절박에 유효. 방광의 수축력을 저하시키지는 않음
-코르티솔, ACTH의 조조분비 및 바소프레신의 야간 분비를 정상화시키는 작용

[도표2-19] 팔미환과 배뇨장애[15]

방광 및 비뇨생식기의 수축은 억제하지만, 수축력은 저하시키지 않는다.

낮에는 코르티솔cortisol을 증가시켜 항스트레스 작용을 높이고, 바소프레신의 야

---

14) 《モノグラフ漢方方劑の藥効·藥理》(丁宗鐵, 鳥居塚和生, 医歯藥出版, 2009, pp657-660)를 참고했다.

15) 《モノグラフ漢方方劑の藥効·藥理》(丁宗鐵, 鳥居塚和生, 医歯藥出版, 2009, pp661-664)를 참고했다.

간분비를 증가시켜 야간뇨의 생성을 감소시킨다.

그다음으로는 불임증에 대한 효과를 [도표2-20]에 제시했다. 정자부족증에는 인삼제제도 유효한데, 팔미지황환에 홍삼말 및 보중익기탕을 병용하면 정자운동시간을 연장시키는 작용이 더해진다.

남성과 여성의 불임증 모두에 유효한데, 기본적으로는 냉증으로 신허 체질을 배경으로 하고 있는 것이 투여의 전제조건이다.

남성불임증

- 무정자증에는 무효
- 중등도 정자부족증, 운동률 저하에 대하여 양약과 동일하게 농도와 운동률을 개선했다.
- 고환 내 테스토스테론 농도는 상승했다.
- 이 처방과 보중익기탕, 인삼탕으로 운동속도·직진성이 개선되었지만, 우차신기환과 시호가용골모려탕에서는 약화되었다.
- 정자운동을 연장시키는 작용은 없었다(보중익기탕과·인삼탕에는 확인됨). ⇒홍삼말을 추가할 필요가 있다.
- 부고환 배양에서, 육미환은 세포증식과 단백합성을 촉진했지만, 팔미환은 세포증식만을 촉진했다.

여성불임증

- 장기간 브로모크립틴bromocriptine 투여로 개선되지 않았던 고프로락틴혈증 27례 중 18례에서 개선을 보였고, 무월경 6례 중 4례에서 배란을 얻을 수 있었다. 임신한 12례 이상은 인정되지 않았다.

[도표2-20] 팔미환과 불임증[16]

팔미지황환의 갱년기장애에 대한 효과를 [도표2-21]에 제시했다. 한방에서 신腎의 개념에는 골대사도 포함되어 있다.

갱년기에 골량이 부족한 상태를 팔미지황환으로 개선할 수 있다는 것이 인간 및 동물 대상 약리실험에서 밝혀지고 있다.

16) 《モノグラフ漢方方劑の藥効·藥理》(丁宗鐵, 鳥居塚和生, 医歯藥出版, 2009, pp665-671)를 참고했다.

-만성적인 기저질환을 가진 노인에서 폐경기 증상의 부정수소不定愁訴를 이중 맹검으로 검토한 결과, 유의한 개선 효과가 인정되었다.
-요통을 호소하는 난소기능부전(평균 33세) 환자에게 팔미환을 투여하여, 모든 사례에서 요통이 개선되고, 골량이 증가되었다.
-약제성 저에스트로겐 상태의 래트, 난소 적출 래트에 팔미환을 사용하여, 소주골 두께trabecular thickness 및 골량의 저하가 억제되었다.
-노인성 위축성 질염
뇌하수체-난소 계통을 매개하지 않고, 중층 점막세포의 증식을 통해 개선

[도표2-21] 팔미환과 갱년기장애[17]

노인의 노화는 AGEs 등 노화촉진물질 및 만성 염증에 의한 세포 내 산화 스트레스의 연속으로, 후성유전학적 유전자 판독 시스템에 문제가 발생하고, 이러한 부조不調의 축적으로 인해 세포가 암화癌化되기 쉬워지거나, 세포사멸이 촉진되어 세포량이 감소하는 것으로써, 노화가 촉진되는 것으로 생각되고 있다.

팔미환은 AGEs를 저하시키고, 산화 스트레스를 경감시키며, TNF-α와 IL-1 등 염증성 사이토카인을 억제하고, 세포성 면역을 증가시킨다.

백발을 검게 하거나, 피부의 기저층, 정자 등 다양한 세포를 증식시키는 작용이 있고, 세포성 면역과 암 억제 유전자도 활성화한다.

-면역 기능이 강화된다.
-옷을 입고 벗는 것, 목욕하는 것, 의욕향상 등에 효과가 있다.
-투베르쿨린tuberculin 피내반응의 증강이 확인되었다.
-실험적 기억장애 모델의 학습능력을 개선했다.
-전두엽의 아세틸콜린 합성효소 활성 항진, 해마의 콜린에스테라아제 활성 증가에 의한 학습능력을 높이는 것으로 밝혀졌다.

[도표2-22] 팔미환과 노인[18]

17) 《モノグラフ漢方方劑の藥効·藥理》(丁宗鐵, 鳥居塚和生, 医歯藥出版, 2009, pp671-673)를 참고했다.
18) 《モノグラフ漢方方劑の藥効·藥理》(丁宗鐵, 鳥居塚和生, 医歯藥出版, 2009, pp676-678)를 참고했다.

팔미환은 뇌에 작용하여 학습 능력을 개선한다(도표2-22).

노인의 빈뇨 및 잔뇨감에서 냉증이 있으면 십중팔구는 팔미지황환이 효과적이지만, 무효한 경우나 속 더부룩함을 호소하는 경우에는 청심연자음을 선택하는 것이 가능하다(제4장. '청심연자음' 참조).

감별의 포인트는 설태의 유무와 자각적 냉증의 유무이다.

팔미지황환에서 회양回陽작용이 있는 계지와 부자를 제거한 것이 육미환으로, 설진 소견에 특징이 있다(도표2-23).

원전 소아약증직결小兒藥證直訣에 기재된 육미지황환

-지황환地黃丸: 신겁腎怯으로 실음失音하며,
-신顖(천문)이 열려있어 닫히지 않고,
-신神이 부족하여 눈에 흰자가 많으며,
-면색面色이 황백㿠白한 것 등을 치료하는 처방

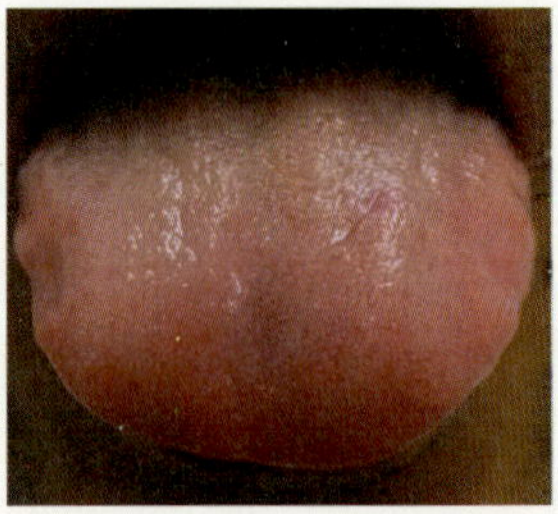

적응증

-허리, 등판, 또는 하반신의 권태감·통증, 이명, 청력감퇴, 모발에 윤기가 없음, 구갈, 손발이 화끈거림, 피부 소양증, 도한, 조루, 몽정, 성욕감퇴, 영·유아의 발육불량(천문개대泉門開大: 선천적 정기부족: 신음허), 배뇨곤란, 빈뇨, 소변불리, 소변량 과다, 홍설紅舌로 설태는 없는 것

[도표2-23] 육미환의 증

팔미환과 동일하게 무태無苔이지만, 설질이 담백淡白하고 창백한 것이 팔미환이며, 설질이 붉은색을 띠고 있는 것이 육미환이다.

남성 갱년기의 노화예방에 육미환+보중익기탕을 적용할 수 있는 경우가 많으며, 피로를 잡고 건강하게 할 수 있다.

신양허에 이용하는 대표적인 처방에 팔미지황환과 진무탕이 있다(도표2-24). 진무탕은 음병陰病의 갈근탕이라고도 하며, 노인의 감모 및 한기가 강하게 드는 감모에 현저한 효과가 있어, 소아에서도 평소 추위를 타고 기력이 없는 아이의 감모에 주효하는 경우가 있다.

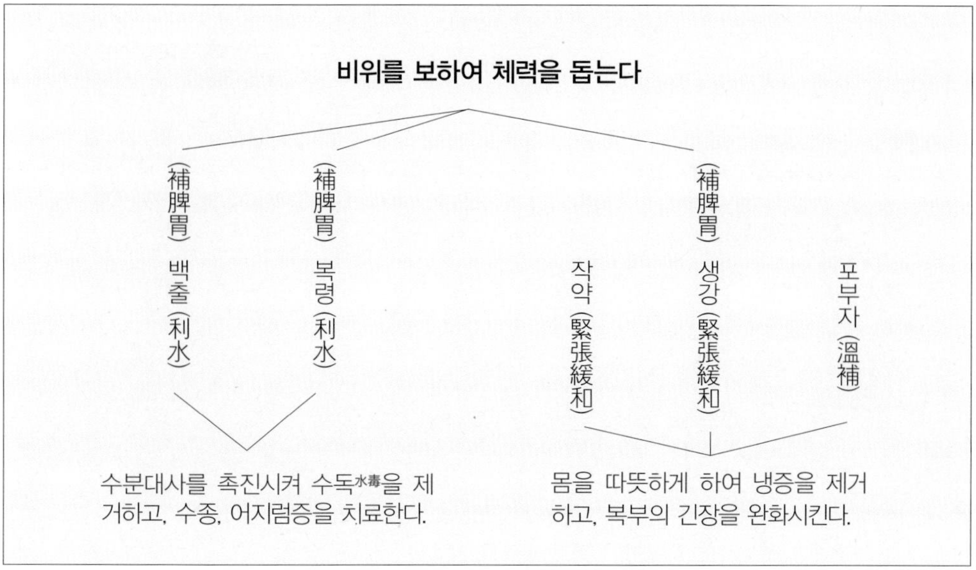

[도표2-24] 진무탕의 증

이수제로서 팔미환에는 택사와 복령이 들어가 있어서, 어지럼증 및 이명에 효과가 있지만, 진무탕에는 백출과 복령이 있어서 위장에 대한 보비補脾 작용이 강하기 때문에, 팔미환을 복용했을 때 속이 더부룩한 냉증의 고령자로, 식후 나른함과 피로감 등의 위장허약 증상을 호소하는 경우에 특히 효과적이다.

또한 진무탕은 심부전의 특효약이기도 하여, 하퇴下腿 부종 및 노작성 호흡곤란에 현저한 효과가 있다.

팔미환은 하반신의 추위를, 진무탕은 전신의 추위를 타는 것을 목표로 처방한다(도표2-25).

진무탕의 보험적용 병명은 제품에 따라 다양하지만, 공통된 것에는 위장허약, 만성 위장염, 위하수, 만성 신염, 고혈압이다. 제품에 따라서는 저혈압과 고혈압 모두 적응이 있거나, 심부전, 뇌일혈 및 척수질환에서 운동지각마비, 노인성 소양증, 감모도 있고, 신양허에 광범위하게 사용할 수 있는 처방으로, 보양補陽(냉증을 치료)과 보비補脾(위장허약을 개선), 이수利水(어지럼증 및 동계, 부종 등 수분대사)에 특화된 처방이다.

팔미지황환(신기환)

–신양허의 증상(냉증)

–담백설淡白舌, 활설滑舌, 무태無苔

–하반신의 기능저하

–소변이 투명하고 빈뇨

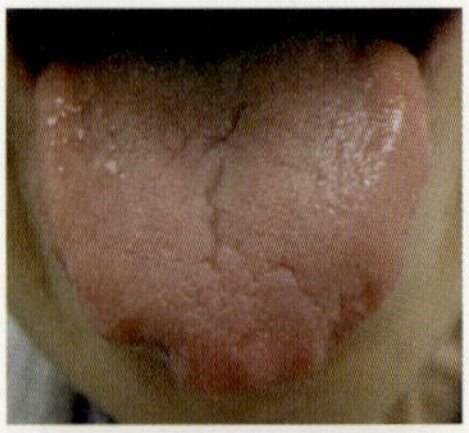

진무탕

–신양허의 증상(냉증)

–담백설淡白舌, 박백태薄白苔

–어지럼증 및 동계를 수반

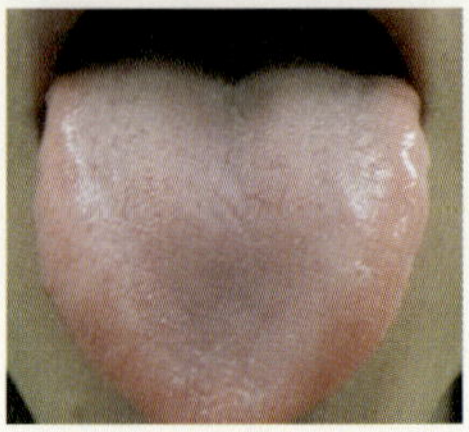

적응

–음병陰病으로 몸이 차고, 신기능이 저하되어 있으며, 야간뇨가 있고, 소변불리로 쉽게 붓는 자로, 위내정수胃內停水, 어지럼증, 동계, 설사에도 효과가 있다.

–소음병少陰病의 갈근탕·감모약: 발열하고 있더라도 오한이 강하고, 기력이 없고 손발이 찬 아이들에게도 적용

[도표2-25] 신양허의 진무탕과의 감별

이상으로 한방에서 신의 개념과 팔미지황환 약효의 근거와 활용방법, 감별에 대해서 기술했다. 기타 한방처방에 대해서도, 아쿠아포린 억제나 촉진, 지질뗏목lipidrafts 억제에 의한 알레르기반응 억제, 각종 사이토카인 제어, NO 대사, AGEs 감소에 의한 만성 신장병에서의 크레아티닌 저하작용, 후성유전학에서의 효과, 뇌신경계의 뇌하수체 기능개선 및 해마의 재생 등, 다양한 약리작용이 발견되고 있다.

다른 나라에서 한약을 처방하는 것에는 전혀 다른 자격이 필요하기 때문에, 서양의학을 배운 의사가 한약을 처방할 수 있고 쌍방의 장점을 동시에 활용할 수 있는 것은 일본의 의사뿐이다.

현대의 의료에 한약을 활용하는 이상, 이러한 약리학적 정보를 발판으로 하여 한약을 선택해도 좋고, 한방의학의 기본적인 개념을 바탕으로 한약을 널리 운용하여 새로운 근거를 발견할 가능성도 있다. 어느 쪽이든, 임상의가 한방을 배우고 활용하는 의의는 더욱 높아지는 것이다.

역자 주

비뇨의학과 질환에 대한 한방치료의 개요에 대해서는 일본 Shinshu University Hospital 비뇨의학과의 Minagawa 등이 2015년에 International Journal of Urology에 발표한 〈Status of urological Kampo medicine: a narrative review and future vision〉을 읽어보는 것이 도움이 된다.

이 논문에서는 한약에 대해 다기관을 표적으로 하는 장점이 있다고 설명하고 있으며, 현대적 개념의 생리조절시스템인 neural cross-talk와 연계하여 생각해볼 수 있다고 제시한다. 저자들이 일본에서 비뇨의학과 분야에 주로 사용하는 한약으로 제시한 10가지 한약은 우차신기환, 팔미지황환, 저령탕, 청심연자음, 오림산, 계지복령환, 시령탕, 용담사간탕, 보중익기탕, 시호가용골모려탕이다.

참고문헌: Minagawa T, Ishizuka O. Status of urological Kampo medicine: a narrative review and future vision. Int J Urol. 2015 Mar;22(3):254-63.

제3장

비뇨의학과 영역의 한약 적응질환

1 야뇨증

야뇨증은 5세 이후에 야간의 요실금이 주 2회 이상, 3개월 동안 연속해서 발생되었을 때 인정되며, 기질적 원인이 없는 경우로 정의하고 있다. 대체로 학동기 이후 지속적으로 수면 중에 무의식적으로 소변을 보는 행위가 인정되는 상황을 말한다. 낮 동안에 요실금을 동반하는 경우에는 유뇨증이라고도 불린다. 야뇨증은 초등학교 저학년에서는 약 10%, 초등학교 고학년에서는 약 5%에서 나타나며, 자연 경과로 치료되는 빈도가 비교적 높지만, 성인이 되고 나서 발생하는 야뇨증도 있다.

■병태

야간뇨의 3대 원인으로는 야간 다뇨, 방광기능장애, 수면각성장애를 들 수 있는데, 원인이 중복되는 경우도 적지 않다(도표3-1).

야간 다뇨의 원인으로는 항이뇨호르몬 분비장애 및 음수량 과도가 있다.[19]

방광기능장애의 원인으로 잠재이분척추spina bifida occulta에 수반된 방광경부 개대(도표3-2, 도표3-3), 방광벽 비후 등의 방광변형이나 적은 방광용량이 관찰될 수 있다는 것으로 볼 때, 경도의 신경인성 방광 중 하나로 생각된다. 필자 등이 시행한 검토에서는 야뇨증 소아의 69%에서 요추 및 천골의 잠재이분척추가 인정되었고, 초음파 검사 시행 결과, 방광변형이 52%에서 인정되었다.[20]

---

19) 구갈·음수량 과도에는 오령산을 사용할 수 있다. 부종뿐만 아니라 세포 내 탈수를 개선한다. 특히 백출을 포함하고 있는 오령산은, 부종에 대하여는 이뇨를 촉진하고, 탈수에 대하여는 소변량을 억제하는 작용이 있다(《蒼朮五苓散と白朮五苓散の藥理作用の比較檢討》(織田眞智子ほか, 和漢医藥學雜誌 17: 115-121, 2000).

20) 척추신경 하행성의 교감신경억제계 신경의 활성화가 작약+감초에서 인정되고 있다(Y Omiya, et al: Journal of Pharmacological Sciences 99(4): 373-380, 2005). 이 약재를 포함하는 대표적인 처방으로 소아에게 널리 사용되고 있는 소건중탕이 있으며, 증량하여 장기간 사용하면 좋다. 소건중탕은 직장기능을 개선시키고, 배변을 촉진하는 완만한 작용도 있다.

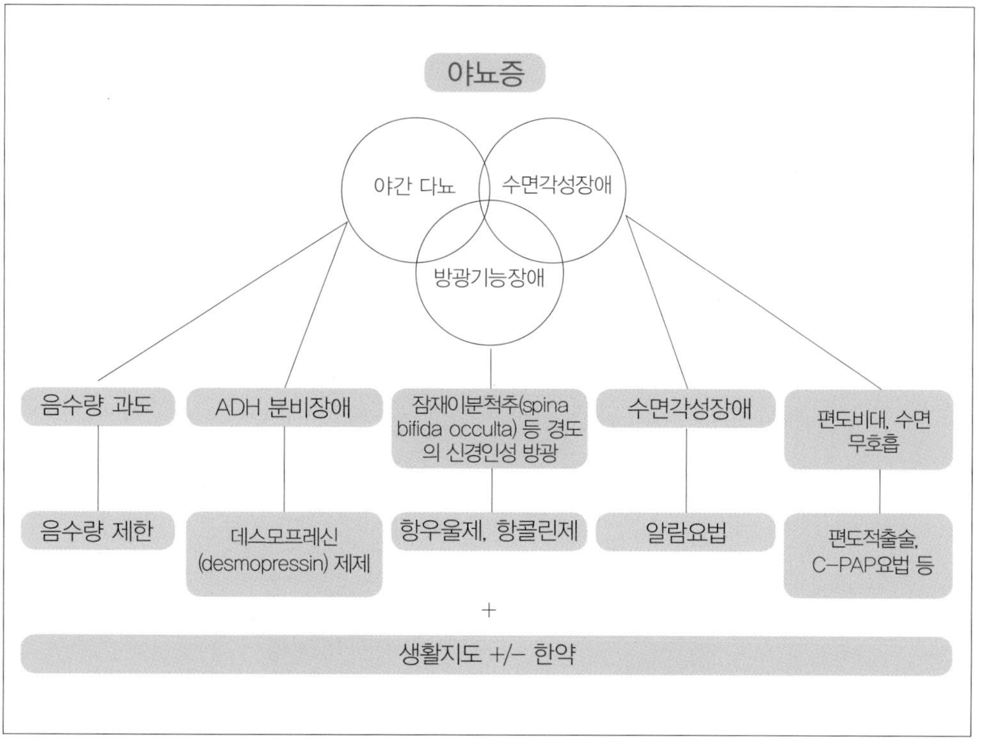

[도표3-1] 야뇨증의 원인과 치료법

수면각성장애의 원인으로는 소아에서 편도비대가, 성인에서는 수면무호흡증후군이 있다. 성인에서 발생하는 야뇨증의 대부분은 수면무호흡증후군에 수반된 증상이다.[21] 뇌간의 뇌교배뇨중추pontine micturition center를 반사중추로 하는 배뇨반사는 대뇌로부터 무의식적으로 계속 억제되고 있다. 하지만 편도비대나 수면 무호흡에서는 수면 중에 대뇌가 저산소 상태가 되고, 배뇨반사에 대해 억제가 불충분하게 되어, 무의식적으로 배뇨하여 야뇨증이 된다고 생각되고 있다.[22]

---

21) 기질적인 문제가 없는 성인의 경우에 해당한다-옮긴이.

22) 코막힘을 개선하고 각성수준을 높이는 것으로는 갈근탕가천궁신이가 있으며, 정제(錠劑)로 되어 있기 때문에 용이하게 용량조정이 가능하다. 갈근탕보다도 코막힘 개선효과가 높다.

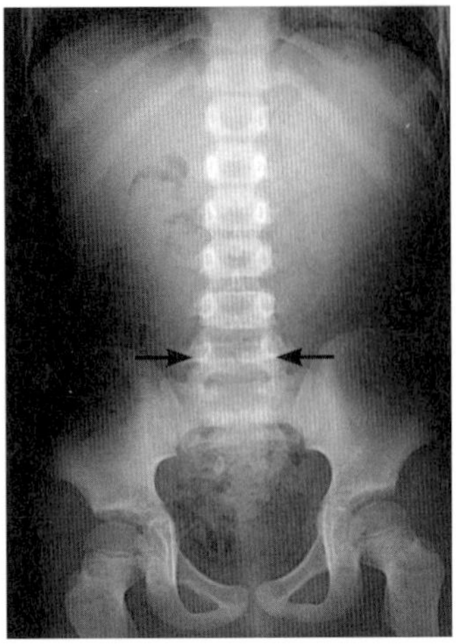

[도표3-2] 야뇨증 여아의 요부 x-ray 사진
제5요추의 중앙에 융합부전(잠재이분척추, 화살표)이 인정됨

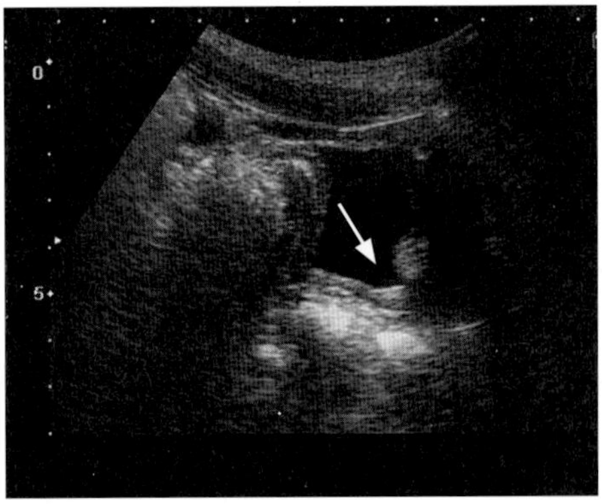

[도표3-3] 야뇨증 9세 여아의 방광 종단면 영상
방광 경부의 개대(화살표)가 인정됨

■치료

-생활지도

저녁 이후로 음수 제한, 취침 전의 화장실 유도, 달력에 야뇨가 있었던 일을 O/X표로 기록하여 자각하도록 돕는다. 치료를 개시할 때에는 효과가 있었지만, 2~3주 후에는 치료효과가 없는 소아가 비교적 많다. 본인에게 잘 들어보면, 요의로 깨어나 있기는 하지만 졸려서 일어나기가 귀찮아 소변을 봐버렸다는 경우가 많다. 그

런 경우, 그때까지의 달력 기재를 살펴보고, 다시 한 번 충분히 타일러서, O표를 친 개수대로 보상을 검토하는 등, 목표를 갖게 하는 것이 효과적일 수 있다.

–물리요법

방광훈련: 과민성방광에서 방광용량을 증가시키는 치료와 동일하게, 낮 동안에 요의를 느껴 화장실에 가더라도 소변을 참도록 시킨다. 소아에서는 처음에 10까지 숫자를 세며 참는 것으로 시작하여, 잘 한다면 20 또는 30까지 숫자를 세도록 늘려 나간다. 변기 앞에 서서, 또는 변기에 앉아서, 스스로 배뇨를 조절할 수 있도록 훈련시킨다.

알람요법: 야뇨·요실금을 알람으로 알려주는 치료로, 특수한 기구가 필요하지만 치료율은 높다. 소아의 경우에는 알람으로 각성하지 못하고, 부모가 일으켜 주어야 할 필요도 많다. 이 요법을 통해 수면 중의 소변 유지력urine keeping capacity이 증대하여, 요의로 인한 각성을 하지 않고 아침까지 가게 된다. 유효율은 62~78%이다.

C–PAP(continuous positive airway pressure) 요법: 수면무호흡증후군의 경우, C–PAP 요법은 야뇨증과 야간뇨에도 효과적이다.

–수술요법

편도비대가 있는 경우, 편도적출수술 후 야뇨증 치료율은 약 40~90%로 차이가 있는데, 수술 후에는 야뇨증이 소실된 군도 남아 있는 군도, 항이뇨호르몬ADH이 증가하고, 뇌성 나트륨 이뇨 펩타이드BNP는 저하된다.

–통상적 약물요법

야간 다뇨의 경우: 음수 제한 하에서 야간 소변량이 9ml/kg 이상이고, 기상시 요비중이 1.024 이하인 야간 다뇨에는, 항이뇨호르몬(데스모프레신)을 투여한다. 점비약인 데스모프레신 스프레이®(1~2회 분무 〈10~20ug〉 점비, 취침 전)과 내복약인 미니린멜트Minirin MeltOD정®(120 또는 240ug, 1정, 하루 1회 복용, 취침 전)이 있다. 데스모프레신 내복약을 통한 치료는 알람요법과 동일한 정도로 장기간 치료성적이 가장 좋다. 부작용으로 수분중독water intoxication(의식장애, 경련, 저나트륨혈증)에 주의가

필요하며,[23] 장기간 사용할 경우에는 전해질 검사가 필요하다.

방광기능장애의 경우: 삼환계 항우울제(신경 시냅스의 모노아민 재흡수 저해작용), 항콜린제 등을 사용한다. 처음부터 잔뇨가 존재하는 경우에는 α1 차단제와의 병용도 고려한다. 삼환계 항우울제 및 항콜린제의 부작용인 구갈이나 변비에 주의한다.[24]

삼환계 항우울제로는 토프라닐Tofranil정®(imipramine hydrochloride 10~25mg) 또는 트립타놀Tryptanol정®(amitriptyline hydrochloride 10~25mg)이 있으며, 체중 1kg당 항우울제 1mg을 취침 전에 투여하는데, 체중이 50kg 이상이라도 투여량은 최대 50mg까지로 하는 것이 안전하다. 드물지만 심각한 부작용으로는 악성 증후군(정신 변조 등으로 시작하여 고열이 지속, 의식장애, 호흡부전, 신부전 등이 합병되며, 때로는 사망에 이를 수도 있다. 투여 후 30일 이내에 발생하는 경우가 90% 이상이다)이 있기 때문에, 소량·단기투여부터 시작하고, 1개월 투여해서 효과가 없다면 즉시 중지하고, 유효한 경우에도 3개월을 투여했다면 일단 감량·중지하는 편이 좋다.[25]

항콜린제로는 포라키스 Pollakisu정®(oxybutynin hydrochloride 2~3mg), 유리토스 Uritos정®/스테이블라 Staybla정®(imidafenacin 0.1mg) 및 BUP−4정®(propiverine hydrochloride 10~20mg)을 성인과 동일 용량인 1정을 취침 전에 투여한다.

–한약을 통한 약물요법

한방은 기본적으로 음양오행이라는 대립순환 균형 시스템론으로 병태를 판단한다. 이 시스템론에 따라 음양 수준, 기혈수 수준, 오장육부 수준의 각각에서, 대립순환 균형을 바로잡는 것이 치료의 기본이다. 먼저 음양 수준에서 '한열'을 판단하

---

23) 오령산 정제(錠劑) 등과 함께 절반 용량으로 병용하여, 뇌의 아쿠아포린(수분채널)을 억제하여 수분중독에 의한 뇌부종 발현의 예방을 기대할 수 있다. 오령산은 이뇨효과가 강하기 때문에, 복용에 있어서는 아침점심으로 2회 복용하도록 하고, 저녁에는 복용을 피하는 것이 좋다.

24) 항콜린제 등으로 인한 구갈 및 변비에는 소건중탕 등, 작약을 주약으로 한 보비(補脾) 작용(위장계에 작용)이 있는 한약을 병용하면 좋다.

25) 감량·중지가 곤란한 경우, 소건중탕 등, 작약을 주약으로 하여 보비(補脾) 작용(위장계에 작용)이 있는 한약에는 구갈 개선, 배변 촉진, 교감신경 진정 등 정신불안 경감효과를 기대할 수 있기 때문에, 삼환계 항우울제에 추가 병용하여, 안전하게 감량, 중지할 수 있는 가능성을 높인다.

고, 냉冷해져 있지는 않은지 확인한다. 설진을 통해 설태가 없고 활리滑利하며 빈혈양貧血樣이라면 냉해져 있다고 판단할 수 있다. 냉증이라면 교감신경이 긴장하고 있기 때문에, 손발이 차가워지기 쉽고, 손바닥에 땀나는 것이 증가하며, 소변량이 증가하여 빈뇨가 되고 방광용량은 감소하며, 야뇨증이 악화된다. 한약에는 몸을 따뜻하게 하여 신진대사를 개선하고, 교감신경의 긴장을 완화시키는 약이 많다(도표 3-4, 부록 표1 p188~189).

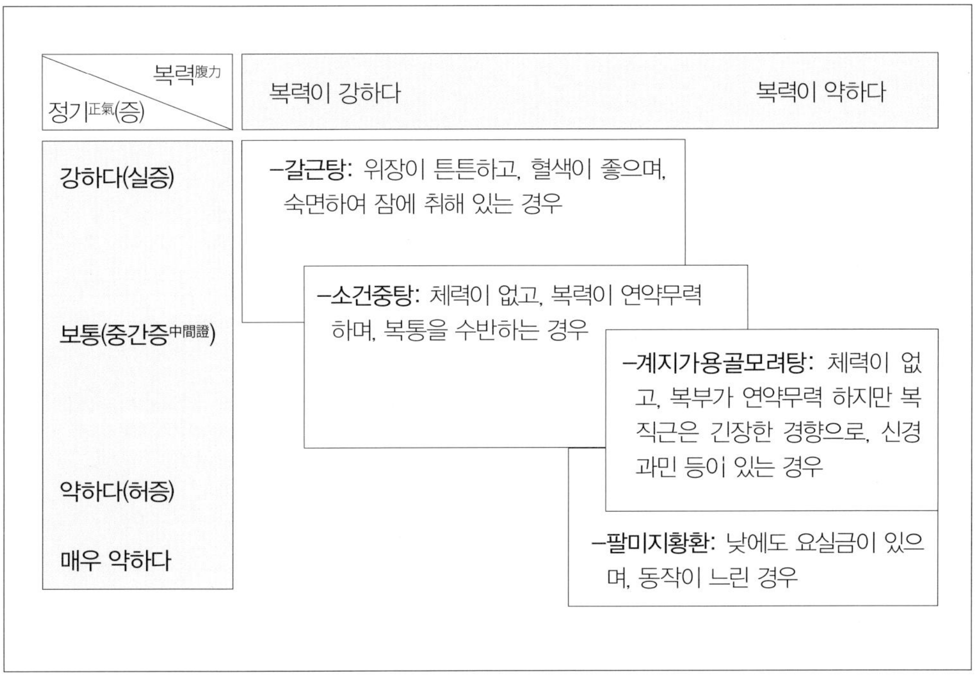

[도표3-4] 야뇨증의 한방치료

▸소건중탕

위장을 중심으로 내장을 따뜻하게 하고, 평활근의 긴장을 완화시키면서 장 연동을 활발하게 하고, 교감신경의 과긴장을 완화시키는 한약으로, 소건중탕(적응은 제4장 참조)이 있다. 소건중탕의 주요 약재인 작약에는 평활근 이완작용을 통해 근연축성 통증을 개선하며, 평활근 연동촉진작용을 겸비하는 독특하고 편리한 약리작용이 있다. 특히 소건중탕 및 작약감초탕 등, 작약 성분이 6g 이상인 처방에서는 이러한 작용을 강하게 기대할 수 있기 때문에, 수면이 얕으며 빈뇨가 있고 복통을 호소하며, 대변이 딱딱해 잘 나오지 않고, 다소 과민하여 쉽게 피곤해지며, 아침에 일어나기가 힘든 경우, 항우울제나 항콜린제를 처방하기 전에 시도해보면 좋은 한약이다.

교이가 들어 있기 때문에 맛이 달고 복용하기 쉽다. 가볍게 배변을 촉진하는 작용이 있다. 부작용은 감초에 의한 부종 및 드물게 계피에 의한 계피 알레르기cinnamon allergy가 있으나, 소아에서는 성인 용량으로 사용해도 부종이 발생되는 경우는 거의 없다. 대변이 풀어지는 경우에는 감량할 필요가 있다.

▶계지가용골모려탕

이 처방은 소건중탕의 작약을 2/3으로 감량하고, 교이를 대신하여 동계를 진정시키고 정신안정의 효과가 강한 용골과 모려를 더한 처방이다. 따라서 소건중탕의 주요 구성약재는 모두 갖춰져 있되, 주약이 작약에서 용골과 모려로 바뀌었다고 생각하면 좋다. 소건중탕과 동일한 적응증상이 있고, 더하여 정신과민, 불안, 복부의 동계 및 수장발한 등, 교감신경의 긴장증상이 더욱 강한 경우에 사용한다. 부작용은 소건중탕과 같다.

▶갈근탕

소건중탕의 작약을 2/3으로 감량하고, 교이를 뺀 뒤, 마황과 갈근을 더한 처방이다. 마황의 주성분인 에페드린으로 α 우위 교감신경작용제adrenergic agonist로 작용하며, 갈근은 어깨와 상반신의 긴장을 완화시켜 혈행을 개선하기 때문에, 코막힘을 개선하고 각성수준을 높이며 편도비대 및 수면무호흡증 등의 수면각성장애를 개선한다. 외형은 혈색이 양호한 편으로, 숙면하여 잠에 취한 듯 보이는 환아에게 사용하는데, 두통이나 어깨결림을 호소하거나, 상반신의 긴장이 강한 소아의 야뇨증에 특히 효과적이다. 부작용으로는 마황에 의한 동계, 불면, 속 더부룩함, 식욕부진에 주의가 필요하나, 소아에서는 그 발생빈도가 낮다. 큰 아이에서는 엑기스 정제錠劑를 사용할 수도 있기 때문에, 정제를 사용하면 용량조정이 용이하게 되어, 부작용이 나타나지 않는 정도로 감량하여 처방을 지속할 수 있다.

▶팔미지황환

이 처방은 포인트가 되는 구성약재에 따라 지황제地黃劑, 부자제附子劑로 불리는 타입에 속하는 처방으로, 지황에는 보혈, 보신, 청열작용이 있다. 요족腰足의 냉증이 강하고 힘이 들어가지 않는 경우에 이용하는데, 추위를 잘 타며 낮에도 소변이 잦고 요실금도 있으며, 동작이 느린 환아에 사용하는 처방이지만, 소아에게 적용되는 경우는 적다. 이 처방뿐 아니라 지황이 들어가 있는 한약은 설진에서 백태白苔가 있는 경우에는 심한 구역질이나 위통胃痛을 야기할 수 있기 때문에, 설태가 있는지 없는지 확인하고, 어느 정도 큰 아이들에게 처방할 경우에는 반드시 평소에 속 더부룩함이 있는지 없는지를 확인하고 사용해야 한다. 적응이 없는 사람에게 처방하면, 지황으로 인해 복약 초기부터 강한 구역질, 위통, 식욕부진을 호소하는 경우가 많으며, 부자에 의해 동계 및 열감을 호소하는 경우가 많다. 적응이 부합된다면 부작용은 거의 나타나지 않는다.

소아의 경우 추위를 잘 타고 빈뇨가 있는 경우에는 팔미환보다도, 영강출감탕(여기서 출朮은 맵고 냄새가 독한 창출이 아니라, 달달한 백출을 넣은 것)이나 인삼탕(백출을 사용한 것) 등의 건강 제제나 진무탕(생강이 들어 있지 않기 때문에 의외로 잘 마시는 아이들이 많음)을 소량 이용하는 경우가 많다.

처방례 1: 초등학교 고학년으로 마른 체형이며 체력이 없고, 거의 매일 야뇨가 있으며, 월 1~2회는 낮에도 소변을 지리는 경우가 있어, 토프라닐Tofranil정® (imipramine hydrochloride) 25mg을 취침 전에 투여하여 8주 동안 치료를 통해 야뇨의 빈도는 절반으로 감소했지만, 더 이상의 개선이 없었던 증례에 대하여,

> 토프라닐Tofranil정®(imipramine hydrochloride 20mg) 1정, 1회 분복, 취침 전
> 소건중탕 2~3포, 2회 분복/ 성인 용량 6포의 경우에 해당
> (또는 4포, 2회 분복/ 성인 용량 9포의 경우에 해당)

처방례 2: 초등학교 고학년으로 건강하지만, 일주일에 2~3회 야뇨가 있으며, 야간에 깨워도 잠에 취해 있는 증례에 대하여,

갈근탕 1~2포, 2회 분복(3정 포장제제로는 9~12정, 2회 분복)

■치료할 때의 조언

야뇨증의 치료에서 취학 전에는 항이뇨호르몬이나 이미프라민[imipramine]의 효과가 낮고, 부작용도 우려되기 때문에 소건중탕 등의 한약으로 전신 상태의 개선을 도모하는 치료가 적당하다. 초등학교 고학년 이상이 되면 기존 치료의 효과를 얻기가 쉽지만, 1개월 치료에서도 치료효과가 나타나지 않는 경우에는 성장하기를 기다렸다가 1년 후에 치료를 재개해보면 좋다. 치료효과가 있는 경우에는 3개월에서 6개월을 기준으로 치료를 계속하면, 치료를 중지해도 야뇨증이 재발되지 않는 경우가 많다. 재발률은 낮지 않지만, 성장과 함께 치료효과가 상승되고, 재발률은 낮아진다. 운동을 시작하면 피곤해져 수면이 깊어지면서, 야뇨증이 재발하는 경우가 있다. 일반적 치료법으로 개선이 불충분한 경우에도, 한약을 추가한 요법이 권고된다.

어느 한약이라도 복용을 지속하면 신진대사가 개선되고 말초의 순환이 좋아져 냉증을 잡을 수 있고, 감모에 쉽게 걸리지 않는 등의 효과를 기대할 수 있어 야뇨증이 발생하기 쉬운 배경요인을 개선할 수 있는 가능성이 높다. 때문에 효과가 분명하지 않은 경우에도 한방치료를 지속하면 좋다.

야뇨증이 인정되지 않는 경우에는 양약을 중지하고, 상황을 보아가면서 천천히 한약을 감량하면 좋다.

역자 주

야뇨증에 대한 한의학 치료와 관련된 연구에서는 주로 기존 치료로 치료반응이 부족한 환자들을 대상으로 침치료나 한약치료의 유효성을 보고하고 있다.

지난 2011년 발표된 Cochrane review에서는 야뇨증 소아에서 사용할 수 있는 보완요법을 검토한 결과, 최면요법hypnosis, 심리치료psychotherapy, 침치료acupuncture, 카이로프랙틱chiropractic, 약초medicinal herbs를 사용할 수 있는 약한 수준의 근거가 있다고 보고했다. 특히, 침치료는 거짓 침치료에 비해 치료 실패 또는 치료 종료 후 재발률이 유의하게 낮은 것으로 분석되었다. 하지만 이러한 결과를 확인하기 위해서는 엄격한 무작위 연구가 시행될 필요가 있다고 저자들은 결론을 내렸다.

참고문헌: Huang T, Shu X, Huang YS, Cheuk DK. Complementary and miscellaneous interventions for nocturnal enuresis in children. Cochrane Database Syst Rev. 2011 Dec 7;(12):CD005230.

그 이후로도 야뇨증에 대한 한방치료의 유효성을 검토하는 임상연구들이 발표되어 왔다.

일본 Juntendo University Nerima Hospital과 Musashimurayama Hospital에서 발표한 보고에 따르면, 32명의 야뇨증 소아에게 8주 동안 데스모프레신 멜트정(desmopressin melt tablet)을 경구 투여한 결과, 18명에서 치료반응이 부족했다. 그러나 이 18명의 환자들에게 억간산을 병용 투여한 결과, 10명에서 증상 완전관해를 얻을 수 있었다.

참고문헌: Ohtomo Y, Umino D, Takada M, Niijima S, Fujinaga S, Shimizu T. Traditional Japanese medicine, Yokukansan, for the treatment of nocturnal enuresis in children. Pediatr Int. 2013 Dec;55(6):737-40.

중국 Capital Medical University의 Beijing Children's Hospital에서 시행한 무작위 대조군 연구에서는 야뇨증 소아 369명을 무작위로 분류하여 양방치료(데스모프레신), 한약치료(축천교낭縮泉膠囊), 한양방 병용치료(데스모프레신+축천교낭), 또는 행동개입behavioral intervention을 2달 동안 받게 한 결과, 병용치료군은 행동개입보다 치료 반응률이 유의하게 더 높고, 양방치료군보다 재발률이 유의하게 더 낮았다.

참고문헌: Ma Y, Liu X, Shen Y. Effect of traditional Chinese and Western medicine on nocturnal enuresis in children and indicators of treatment success: Randomized controlled trial. Pediatr Int. 2017 Nov;59(11):1183-1188.

이집트 Zagazig University Hospital에서 발표한 보고에 따르면, 삼환계 항우울제, 데스모프레신, 옥시부티닌oxybutynin 등 약물치료와 행동요법에도 치료반응이 없는 지속성 원발성 야뇨증 환자 50례에 대하여 2달 동안 총 20일 침치료를 시행한 결과, 야뇨증이 사라지거나 환아 스스로 소변을 보기 위해 밤중에 일어날 수 있게 된 경우(치유율cure rate)가 76%에 달했다. 치료반응이 부족한 증례에도 2달 동안 침치료를 다시 시행했으며, 1년간 추적관찰에서 전체 증례에 대한 치유율은 92%였다.

참고문헌: El Koumi MA, Ahmed SA, Salama AM. Acupuncture efficacy in the treatment of persistent primary nocturnal enuresis. Arab J Nephrol Transplant. 2013 Sep;6(3):173-6.

터키 Suleyman Demirel University에서 발표한 보고에 따르면, 기존 약물치료로 호전이 없는 지속성 원발성 야뇨증 환자 50례에 대하여 한 달에 10일 동안 침치료를 시행한 결과, 6개월 이내에 86%의 환자에서 야뇨증이 완전히 소실된 것으로 나타났다.

참고문헌: Serel TA, Perk H, Koyuncuoglu HR, Kosar A, Celik K, Deniz N. Acupuncture therapy in the management of persistent primary nocturnal enuresis—preliminary results. Scand J Urol Nephrol. 2001 Feb;35(1):40-3.

1994년부터 2010년까지 중국에서 발표된 야뇨증 환자에 대한 전기침치료 연구 동향을 살펴본 연구에서는, 18편의 임상연구를 분석한 결과, 치료기간은 2주 이내, 치료 혈위는 중극, 관원, 삼음교, 신수, 방광수, 백회 등, 파형과 주파수는 다양하게 사용, 강도는 환자가 견딜 수 있을 만큼, 1회 치료 시간은 30분으로 기술된 경우가 가장 많았다.

참고문헌: Sung WY, Kim LH. A Review of Electroacupuncture on Patients with Nocturnal Enuresis in Chinese Medicine. J of Oriental Neuropsychiatry. 2010;21(4):69-78.

2 방광염

방광염에는 세균감염에 의한 세균성 방광염과 비세균성 방광염이 있으며, 세균 감염에 의한 방광염에서는 급성과 만성 또는 단순성과 복잡성이 있고, 복잡성은 요로 및 전신성의 기저질환이 있는 경우를 의미한다. 요로감염증은 남성의 10~20%, 여성의 40~50%가 경험하는 것으로 알려져 있으며, 소아기, 성적 활동기, 고령기에 많다. 급성 단순성 방광염의 원인균 중 대부분은 대장균으로, 그람음성 간균이 많지만, 복잡성에서의 원인균은 다방면에 걸쳐있다.

비세균성 방광염에는 바이러스 감염에 의한 출혈성 방광염, 방사선 조사에 수반된 방사선성 방광염, 원인불명으로 방광위축 및 방광통을 초래하는 간질성방광염 등이 있다. 또한 하부요로 부정수소(잔뇨감, 빈뇨, 요의절박감 및 하복부 불쾌감 등)를 호소하며, 방광경부의 점막에 가성폴립pseudopolyp이 있거나, 방광 삼각부염이 관찰되는 요도증후군도 광의의 비세균성 만성 방광염이다.

■증상과 진단

급성 세균성 방광염에서는 빈뇨, 배뇨통, 요혼탁이 3대 주요 징후인데, 그 외에 잔뇨감, 요의절박감 및 하복부 불쾌감 등도 관찰된다(표3-1). 방광염에서는 일반적으로 발열은 없고, 발열이 있는 요로감염증은 신우신염의 합병을 고려하며, 남성에 있어서는 전립선염이나 부고환염도 고려한다. 세균성 방광염에서는 초음파 검사에서 방광벽의 미만성 비후가 관찰된다(도표3-5). 비세균성 방광염에서도 세균성 방광염과 비슷한 증상을 보이지만, 배뇨통·방광통에 있어서, 세균성 방광염에서는 배뇨 종말시에 강한 배뇨통을 보이는데 반해, 간질성방광염에서는 요저류시의 방광통이 강하고, 배뇨시 통증이 소실되는 경우가 많다. 요저류시의 방광통은 골반울혈증후군의 특징적 증상이기도 하며, 방광경에서 방광 삼각부염 및 일부 정맥의 노창怒脹 이 관찰될 수 있기 때문에, 무균성 만성 방광염 및 간질성방광염으로 보고 치료되는 경우가 있다. 골반울혈증후군에서는 방광경부 주위의 정맥의 확장이 인

정된다(도표3-6).[26]

[표3-1] 주된 하부요로증상과 그 정의

하부요로증상	정의
축뇨증상	
주간 빈뇨	낮의 배뇨가 너무 많다고 하는 호소
야간뇨	야간에 배뇨로 인해 1회 이상 일어나지 않으면 안 된다고 하는 호소
요의절박감	갑자기 발생하는, 억제할 수 없는 강한 요의로 참는 것이 곤란한 비정상적 방광 충만감
요실금	소변이 불수의적으로 새어나온다고 호소
-복압성 요실금	노작 시 및 운동 시 또는 재채기나 기침을 할 때 불수의적으로 소변이 샌다.
-절박성 요실금	요의절박감과 동시 또는 직후에 불수의적으로 소변이 샌다.
-혼합성 요실금	요의절박감뿐만 아니라, 운동·노작·재채기·기침에도 관련하여 불수의적으로 소변이 샌다.
배뇨증상	
요세저하尿勢低下	소변의 세기가 약해진다고 호소
단축뇨尿線途絶	소변 줄기가 배뇨 중에 1회 이상 끊어진다고 호소
배뇨지연排尿遲延	배뇨 개시가 곤란하여, 배뇨 준비가 되고 나서 배뇨 개시까지 시간이 걸린다고 호소
복압배뇨腹壓排尿	배뇨 개시, 소변 줄기의 유지 또는 개선을 위해 힘을 줄 필요가 있다고 호소
종말적하終末滴下	배뇨를 끝내는 것이 길어지고 소변이 뚝뚝 떨어질 정도로 소변 흐름이 저하된다고 호소
배뇨 후 증상	
잔뇨감	배뇨 후에 방광이 완전히 비어 있지 않은 느낌이 든다고 호소
배뇨 후 요적하	배뇨 직후에 불수의적으로 소변이 흘러나온다고 호소

26) 한방에서는 울혈성 염증, 울혈성 통증, 울혈성 부종 등 혈액이 정체된 병태를 어혈이라고 부르며, 어혈을 개선하는 대표적인 처방(구어혈약)에는 계지복령환, 장옹탕, 용담사간탕, 을자탕 등이 있다. 계지복령환의 구어혈(驅瘀血)작용은 과학적으로 설명되어, 염증성 사이토카인 억제, NO 생산 억제, 항산화작용, 염증성 세포의 유주 억제, 염증 국소의 부종억제 항염증작용, 항알레르기 작용이 있다고 알려졌다.

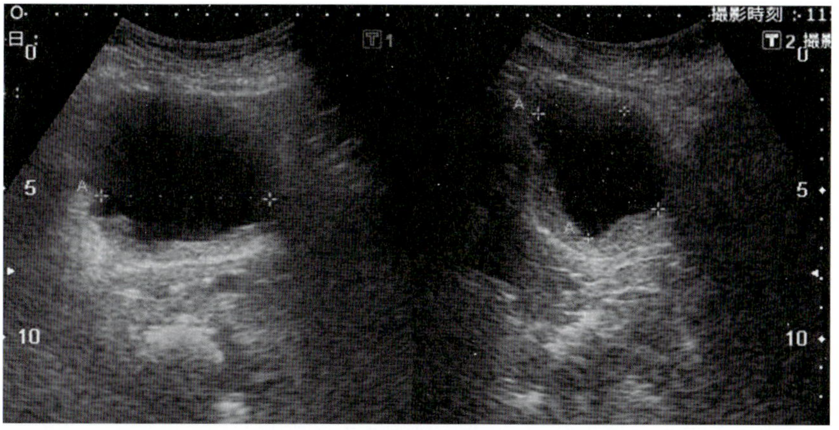

[도표3-5] **세균성 방광염이 있는 여성 환자의 방광 초음파 영상**

좌측: 횡단면 영상, 우측: 종단면 영상. 방광 전체에 걸쳐 벽의 비후가 인정된다.

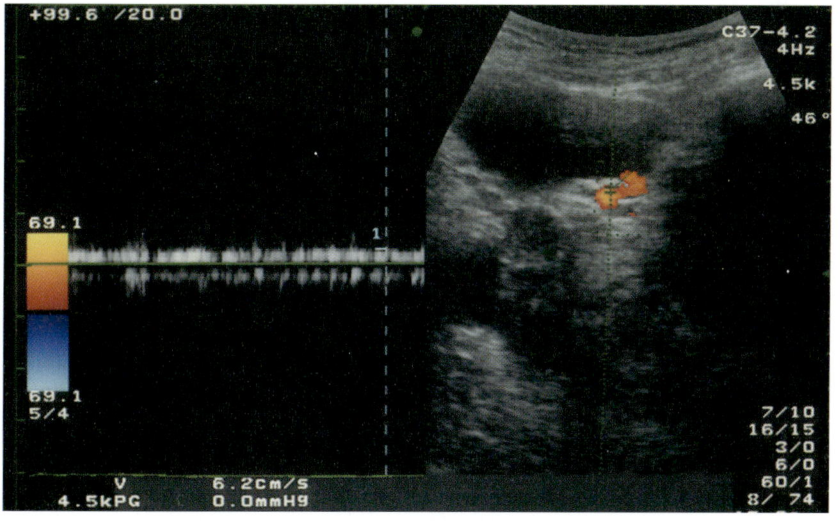

[도표3-6] **골반울혈증후군이 있는 여성 환자의 방광 초음파 컬러 도플러 영상**

횡단면 영상에서 방광경부 근방에 낮은 에코 영역이 다수 보이며, 컬러 도플러에서 박동이 없는 혈류(확장된 정맥)임을 알 수 있다.

요침사 검사에서 백혈구수가 5개/HPF 이상을 농뇨膿尿라고 하고, 중간뇨의 요배양에서 세균수 10^4cfu/ml 이상을 세균뇨라고 한다. 통상적으로 세균성 방광염의 초기에는 요침사에서 백혈구수가 많고, 회복기에는 백혈구수의 감소와 상피세포수의 증가가 관찰된다. 한편, 만성 세균성 방광염에서는 백혈구수와 상피세포수가 항상 증가되어 있다. 비세균성 방광염으로 빈뇨, 잔뇨감 및 하복부 불쾌감을 보이는 요도증후군에서는 요침사의 백혈구수가 정상이거나 정상의 상한부근이며, 상피세포수는 백혈구수와 같은 정도로 다소 많거나 백혈구수 보다 약간 많다. 요도증후군에서는 초음파 검사로 방광 삼각부의 부종상이 인정되고(도표3-7), 방광경 검사에서는 방광 삼각부염과 내요도구 주위에 염증성 가성 폴립이 인정되는 경우가 많다.

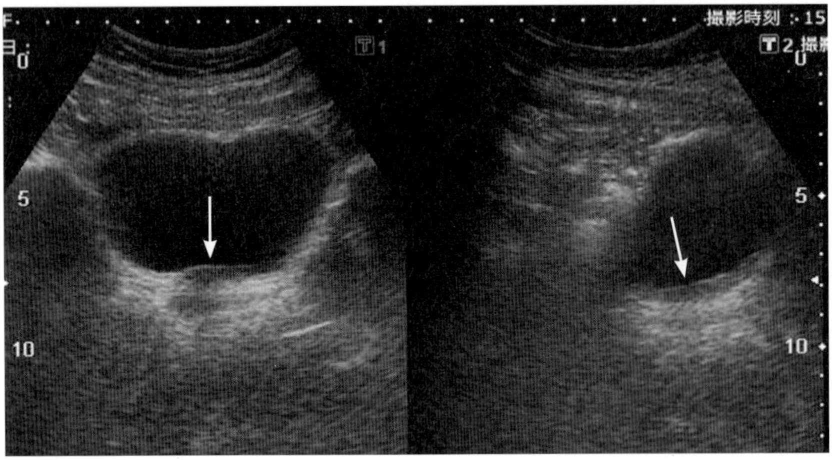

[도표3-7] **요도증후군(무균성 만성 방광염)이 있는 여성 환자의 방광 초음파 영상**

좌측: 횡단면 영상, 우측: 종단면 영상
방광경부 주위와 삼각부에 국한된 점막 부종상(화살표)이 인정된다.

▪약물치료

세균성이라면 항생제의 투여가 제1선택이 된다. 급성 단순성 세균성 방광염이라면 발증 초기에 광역 스펙트럼 항생제를 투여하면 1회 또는 1일의 복용으로 50%가 치유된다고 알려져 있기 때문에, 조기에 치료를 시작하는 것이 중요하다. 일반적으로 3~7일간 항생제를 투여한다. 방광염 증상이 나타났을 때에는 수분을 많이 섭취시켜 세균의 세정효과를 촉진하도록 하지만 항생제 투여 후 항생제의 소변 농도를 고려하여, 함부로 수분을 많이 섭취하게 할 필요는 없다.

만성이 된 세균성 방광염 및 재발을 반복하는 방광염에는 수분 섭취를 촉진하고, 항생제를 투여하면서 한약을 병용해볼 가치가 있다. 항생제에 알레르기가 있는 경우나, 항생제에 의한 위장장애가 있는 경우에는 한약이 유익하고, 비세균성 방광염은 한약의 좋은 적응증이 된다. 간질성방광염에 대해서는 병명 투여가 가능한 효과적인 한약은 없지만, 한방적 진단인 한열, 허실, 기혈수를 고려한 전신의 자율신경개선을 통해 개선되었다는 보고가 있다. 한방의 구어혈약, 온보약溫補藥, 보비약補脾藥이 유효한 경우가 있다.

–한약을 통한 약물요법

한약으로는 다음과 같은 것들을 들 수 있지만, 먼저 제1선택약으로는 증을 별로 고려할 필요가 없는 저령탕부터 처방경험을 쌓을 것을 권한다(도표3–8, 부록 표2–1 p190~191). 방광염에 이용하는 한약에는 이수작용이 있는 약재가 배합되어, 복용을 개시할 때에는 빈뇨를 보이는 경우가 있지만, 아쿠아포린 억제작용을 통해 이뇨, 점막의 염증성 부종을 개선하는 작용기전이 발견되어 배뇨통이나 잔뇨감 등 방광염 증상의 신속한 개선을 기대할 수 있기 때문에, 증상이 강한 경우에는 초기부터 항생제에 저령탕을 추가하여 치료하면 좋다.

▸저령탕

예로부터 급성 방광염에 사용되어온 처방이며, 출혈성 신장·비뇨기질환에 널리 응용되고 있고, 출혈성 설사에도 응용되는 처방이다. 빈뇨, 잔뇨감, 하복부 불쾌감이나 배뇨시 통증, 혈뇨를 호소하는 증례에서 세균성, 비세균성을 불문하고 널리 사용할 수 있다.

요검사에서는 약간의 이상이 있을까 말까한 정도이며, 요의절박감도 별로 없고, 소위 하부 요로 부정수소를 호소하는 경증 증례에서, 육안적 혈뇨, 고도 출혈성 방광염에 의한 요폐尿閉에 이르기까지, 방광 점막의 염증성 부종을 개선하고 점막 출혈을 2~3일에 신속하게 억제한다.

이 작용은 저령·복령·택사[27]에 의한 아쿠아포린 억제를 매개하는 점막의 부종개선과 소염작용에 더하여, 아교와 활석의 직접적 지혈작용으로 생각되며, 백혈병 치료 등의 화학요법 중에 발생한 출혈성 방광염에도 효과가 있다.

---

27) 이수제의 대표 처방인 오령산에서 두통, 구토에 유효한 계피와 출(朮)을 빼고 남은 3개 약재로 구성되며, 염증 국소의 부종 및 설사를 개선하는 효과가 뛰어나다.

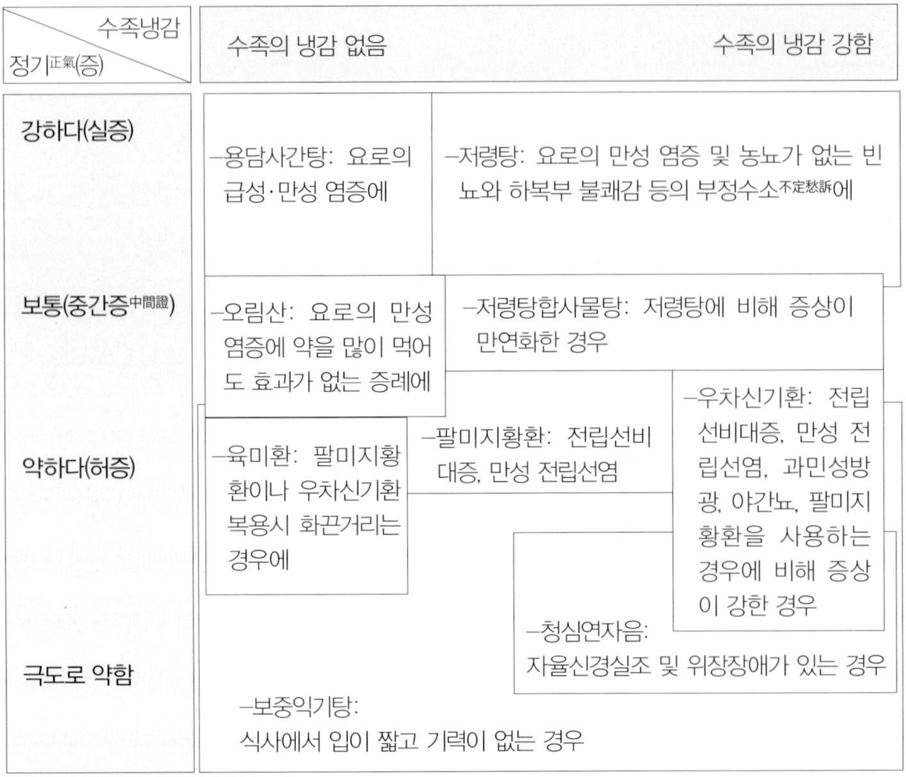

[도표3–8] **배뇨장애의 한방치료**
《からだにやさしい医療 漢方の目で見る排尿とからだの病氣》(守殿貞夫, 石橋 晃 監修, APOGEE, 東京, 2004)에서 변경

▶저령탕합사물탕

사물탕은 위장장애가 없는 사람의 혈허[28]에 다용하는 대표 처방이며, 저령탕만을 사용하는 경우에 비해 빈혈이나 발끝이 차가운 등 냉증이 있고, 만성적으로 경과하거나 감염을 반복하거나 하는 경우에 적합하다. 사물탕의 보혈, 활혈 작용에 의해 국소의 혈행 개선이 촉진되기 때문에, 만성적으로 경과한 배뇨시의 위화감 및 잔뇨감, 저린감에도 사용할 수 있다. 또는 여성의 냉증으로 월경통을 수반하는 경

28) 혈허는 기혈수 척도에서 영양·혈분이 부족한 병태로, 빈혈, 냉증, 피부건조가 된다. 사물탕은 십전대보탕 및 온청음에 포함되는 혈허의 기본 처방으로, 설질이 붉고, 설태가 없거나 박백태(薄白苔)의 경우에 사용하며, 설태가 많고 니태(膩苔)의 경우에는 사용하지 않는다.

우에도 좋은 적응이 된다.

사물탕의 구성약재인 당귀, 천궁은 말초성 혈액순환장애를 수반하는 통증 및 사지의 저림을 개선하는 효과가 강하고, 중의학에서는 관절 류마티스의 급격한 통증이나 저림에도 사용되기 때문에, 지속되는 난치성 배뇨통 및 배뇨시 위화감에도 이 처방을 사용해볼 가치가 있다.

사물탕에 포함된 작약에는 골격근 및 평활근의 진통·진경 작용이 있으며, 작약감초탕은 요로결석의 통증완화와 결석 배출 촉진에 효과가 있기 때문에, 이 처방도 요로결석에서 혈뇨가 지속되는 경우에 이용해보는 것이 가능하다. 저령탕합사물탕의 효과는 냉증 증상의 개선과 연동되어 있기 때문에, 몸을 보다 따뜻하게 하고, 빙과류나 바나나, 커피 등 몸을 차게 만들기 쉬운 음식은 자제하도록 하는 등의 생활지도가 필요하며, 효과 발현까지 몇 주가 걸리는 경우가 많다. 위장장애의 유무는 식후의 속 더부룩함 증상의 유무와 설태의 유무를 통해 확인한다.

▶청심연자음

위장허약으로 쉽게 피곤하고, 정신불안·신경과민으로 불면, 동계 등의 다양한 부정수소를 호소하는 경우가 많으며, 만성적인 잔뇨감 및 배뇨통을 호소하는 증례에 사용한다.

위장허약에 사용하는 기본 처방인 사군자탕[29]의 가감방으로, 인삼과 황기를 포함한 대표적인 보제補劑인 보중익기탕, 십전대보탕 등의 삼기제蔘芪劑에 속하기 때문에, 낮이나 식후의 졸림 및 심신의 피로·권태감과 불안감을 개선하고, 정신안정을 도모하는 효과를 기대할 수 있다.

---

29) 사군자탕은 보비(補脾)의 성약(聖藥)으로 불리며 위장허약에 다용되는 육군자탕에서 진피와 반하를 제거하고 대조를 더한 처방으로, 《상한론(傷寒論)》에서 식욕부진에 다용되는 약재의 조합인 인삼, 대조, 감초가 포함되어 있기 때문에, 위장계가 허약한 자의 부정수소에 이용된다. 청심연자음에는 인삼, 복령, 감초가 공통되어, 심신의 피로·권태를 개선하고, 정신안정을 도모하는 효과가 있다. 더하여 소시호탕과 반하사심탕, 황련해독탕 등에 포함되는 청열(소염)의 대표적인 황금과 지골피, 차전자(우차신기환에도 포함됨) 등의 청열리수약(清熱利水藥)이 요로계의 염증을 진정시켜 잔뇨감과 배뇨통 등을 개선한다.

▶오림산

저령탕보다도 경도의 염증 증상으로, 구갈, 부종 등의 수독水毒을 수반한 임증淋證[30]에 사용하는 처방이며, 소변이 잘 나오지 않거나, 힘없이 계속 나와 소변을 끊기가 어려운 등의 증상을 수반하는 급성, 만성 방광염, 요로의 만성 염증에 사용하고, 과로나 스트레스에 의한 반복된 방광염으로, 항생제를 많이 복용해도 효과가 없는 증례 등에 병용하는 경우가 많다.

4가지 종류의 청열리수清熱利水 약재를 포함하여 총 6개의 약재로 구성된 청열약으로, 사물탕을 구성하는 4가지 약재 중 활혈약인 천궁을 제외한 보혈약에 감초를 더한 처방구성을 하고 있기 때문에, 저령탕합사물탕에서 청열리수의 저령을 목통과 차전자로 변경하고, 지혈효과가 강한 아교와 활석 중 활석만을 사용하며, 여기에 소염효과가 강한 황금과 산치자를 더하고, 사물탕에 들어 있던 천궁을 감초라고 하는 진통·긴장 완화의 약재로 변경한 처방이라고 볼 수 있다.

따라서 혈뇨와 방광염 증상의 정도는 저령탕보다도 약하고, 저령탕합사물탕보다도 출혈의 정도가 경하며, 염증 증상이 오래 지속되는 만성 비뇨기 질환에 좋은 약임을 알 수 있다. 이처럼 약재의 구성을 감안할 때, 다른 처방과의 적응에 있어서 미묘한 차이를 이해할 수 있다.

▶용담사간탕

저령탕이나 오림산보다도 배뇨통 등의 배뇨장애 증상이 강한 경우에 적용되는데, 혈뇨개선 효과는 저령탕, 오림산, 용담사간탕 순으로, 저령탕이 더 우세하다. 오림산에서 이수약利水藥인 복령, 근이완 약인 작약, 지혈약인 활석을 제하고, 소염·진통 작용이 있는 용담을 더한 처방이다.

---

30) 배뇨부조(排尿不調)를 총칭하는 것으로, 오림(五淋)이라는 것은 석림(石淋) : 요로결석, 기림(氣淋) : 전립선비대증이나 신경성 빈뇨, 고림(膏淋) : 유미뇨·혼탁뇨, 노림(勞淋) : 과로로부터 발생한 배뇨이상, 열림(熱淋) : 급성 요로감염증 등 5가지 종류로, 빈뇨, 요의절박, 유뇨, 배뇨통, 잔뇨감, 요혼탁, 혈뇨 등의 증상을 포괄하는 증후군을 일컫는다.

하복부에 긴장감(복력[31] 중등도~강함)이 있고, 때때로 음부의 작열감과 배뇨통이 있으며, 전립선염 및 만성 방광염, 고환염, 부고환염, 여성의 질염, 바르톨린선염 등 비뇨생식기계의 염증을 수반하는 모든 질환에서 다소 강한 염증이 길게 지속되는 경우에 광범위하게 사용된다.

엄지발가락부터 종아리와 허벅지 내측을 통과하여 음부, V라인을 통과해, 좌우의 늑골궁 하외측으로 향하는 궐음간경厥陰肝經이라고 하는 경락 상에 습진 등의 병변을 수반하는 경우도 있어, 이러한 경우에는 특히 유효하며, 비뇨기 증상이 없더라도 아토피 피부염에서 하반신의 염증 및 음부 습진에 주효하다.[32]

처방례 1: 일반적인 세균성 방광염으로, 혈뇨 및 방광염 증상의 호소가 강한 경우에는,

크라비트Cravit정®(levofloxacin 500mg) 1정, 1회 분복, 7일 저령탕 3포, 3회 분복, 7일로 하여 적극적으로 병용하면 좋다.

역자 주

FDA에서는 플로로퀴논fluoroquinolones 계열의 항생제(levofloxacin 포함)는 uncomplicated UTI에 가급적 사용하지 말 것을 권고한 바 있다.

FDA에서는 플로로퀴논(fluoroquinolones) 계열의 항생제(levofloxacin 포함)는 uncomplicated UTI에 가급적 사용하지 말 것을 권고한 바 있다.

참고문헌: FDA Drug Safety Communication: FDA updates warnings for oral and injectable fluoroquinolone antibiotics due to disabling side effects (URL: https://www.fda.gov/Drugs/DrugSafety/ucm511530.htm)

31) 복력은 다리를 펴고 바로 누운 자세에서의 복벽의 탄력과 긴장도로, 배꼽을 중심으로 시계방향으로 복부를 압박하여, 흐물흐물 거리는 것을 약(弱) 또는 허(虛), 탄력이 있고 말랑한 경우를 중(中), 복벽이 딱딱하게 긴장하고 있는 경우를 강(强) 또는 실(實)이라고 한다.

32) 용담사간탕은 본래 음부 궤양이 발생된 매독을 치료하기 위해 고안된 처방으로, 제2기 매독에서 나타나는 장미진(roseola) 및 건선양 피진에도 효과가 있기 때문에, 피부 질환에 다용된다.

처방례 2: 재발을 반복하는 만성 세균성 방광염에 대하여,

> 크라비트Cravit정®(levofloxacin 500mg) 1정, 1회 분복, 7일
> 오림산 3포, 3회 분복, 14일로 하여, 오림산만 더 길게 처방한다.

처방례 3: 만성 비세균성 방광염으로 빈뇨, 잔뇨감 및 하복부 불쾌감이 있으며 쉽게 피곤해하고, 정신불안이 있는 신경질적 여성에 대하여,

> 청심연자음 3포, 3회 분복, 14일 이상
> 최소 2주 이상 계속하여 경과를 관찰하고, 낮의 졸음 등 피로가 남아 있는 것 같다면 홍삼말[33] 1.5g~3g, 3회 분복으로 합방한다.

처방례 4: 저령탕으로 개선 경향이 있지만, 잔뇨감과 하복부 불쾌감이 지속되며, 냉증으로 경변硬便 경향이 있는 여성에 대하여,

> 저령탕합사물탕 3포, 3회 분복, 14일 이상
> 비뇨기 증상이 개선되면, 사물탕 또는 당귀작약산으로 변경하여 지속한다면 체질개선을 도모할 수 있다.

■치료할 때의 조언

단순성 세균성 방광염에서도 방광염 증상이 강하다면 초기부터 항생제와 저령탕을 병용하면 좋다. 증을 고려하지 않고 투여가 가능하다. 비세균성 만성 방광염에 대한 한방치료에서도 한약의 선택이 망설여진다면, 저령탕부터 시작하는 것을 권

33) 인삼의 중추신경계에 대한 약리작용에는, 해마에 장애가 있는 약령 래트 및 고령 래트의 학습장애를 유의하게 개선시켰다는 보고(Nishijo H, et al: The Japanese Journal of Physiology 53: 90, 2003)와, 억간산가진피반하에 홍삼말을 더하여 허증의 뇌혈관성 치매의 71.4%에서 인지기능의 개선이 인정되고, 특히 기억의 개선이 유의하며, ADL도 개선되었다는 보고(《痴呆に對する抑肝散加陳皮半夏と紅參の併用療法》, 山本孝之, 長壽科學總合研究 6: 287-292, 1993)가 있어, 인지기능에 문제가 있는 고령자에는 혈압에 주의하면서 병용해볼 가치가 있다.

한다.

급성기에 저령탕으로 치료하고, 그 후에 증상이 깔끔하게 개선되지 않고 저령탕의 효과가 충분하지 않는 경우 또는 위장장애가 없고 냉증이 강한 경우에는 활혈작용이 있는 천궁을 포함한 저령탕합사물탕의 적응을 고려할 수 있으며, 그다지 냉감을 느끼지 않고, 과로 및 스트레스의 영향이 관찰된다면 작약, 감초의 정신안정 효과를 기대하고 오림산을 사용하게 된다. 위장이 약하고, 정신불안이 있으며, 신경과민으로 체력이 없고, 발에 냉감이 있는 경우에는 청심연자음으로 변경한다.

혈뇨보다도 작열감, 음부소양, 습진 등 염증 소견이 강한 경우에는 용담사간탕이 적용된다. 더하여 스트레스가 강하고 피로·권태가 있어 기력이 저하되었으며, 피로가 쌓여 상반신이 화끈거리고, 평소부터 위장허약이 있으며, 비뇨기계 증상이 지속·반복되는 등의 경우에는 인삼, 황기, 감초, 맥문동, 연육 등 강력한 보기·보진액[34] 작용을 갖는 청심연자음을 이용한다.

오림산은 남성에, 청심연자음은 여성에, 비교적 많이 사용되는 경향이 있으며, 남녀를 불문하고 음부의 소양감 및 작열감, 습진 등을 수반하는 경우에는 용담사간탕을 이용하여 체질개선이 가능하다.

역자 주

간질성방광염interstitial cystitis(혹은 방광통증증후군bladder pain syndrome)은 방광 충만과 관련된 치골상부 통증suprapubic pain이 있으면서, 주간 및 야간 배뇨횟수 증가 등의 증상이 동반하되, 요로기계 감염이나 기타 뚜렷한 병리학적 원인이 없는 경우에 진단된다. 이 질환에 대한 보완대체의학 근거가 축적되고 있는데, 특히 식단조절과 방광훈련은 American Urological Association의 진료지침에서 간질성방광염/방광통증증후군의 제1치료로 제시되고 있다.

참고문헌: Hanno PM, Burks DA, Clemens JQ, et al. AUA guideline for the diagnosis and treatment of interstitial cystitis/bladder pain syndrome. J Urol 2011;185:2162–70.

34) 진액(津液)이라는 것은 기혈수 중 수(水)가 정상적으로 기능하는 상태를 말한다. 세포 외의 림프액뿐만 아니라 세포 내의 수분상태도 포함하는 개념으로, 진액이 부족하면 구갈 및 건조가 발생된다.

이 외에도 L-Arginine, Quercetin, Probiotics 등의 영양제, 바이오피드백, 요가, 마사지, 물리치료, 에너지요법(기공요법, 태극권), 한약, 침치료 등의 활용이 고려될 수 있다. 특히 침치료의 경우 방광의 저장능과 배출능을 효과적으로 조절할 수 있으며, 일부 증례보고와 전향적 연구에서 간질성방광염/방광통증증후군 환자의 유의한 개선을 보고했으나, 현재 가용한 근거가 제한적이기 때문에 향후 추가적인 임상연구가 필요한 상황이다.

참고문헌: Pang R, Ali A. The Chinese approach to complementary and alternative medicine treatment for interstitial cystitis/bladder pain syndrome. Transl Androl Urol. 2015 Dec;4(6):653-61.

그럼에도 2016년 발표된 체계적 문헌고찰에서는 방광통증증후군 환자에게 유망한 보완요법으로 식단조절, 물리치료와 함께 침치료를 제시했다. 이 논문에서는 3편의 침치료 임상연구가 포함되었는데, 침치료 단독 또는 전기자극이나 뜸치료와의 병행을 통해 간질성방광염/방광통증증후군 환자의 임상결과가 개선되었다. 하지만 대조군 연구는 포함되지 않았기 때문에, 근거가 아직 제한적인 것으로 평가되었다.

참고문헌: Verghese TS, Riordain RN, Champaneria R, Latthe PM. Complementary therapies for bladder pain syndrome: a systematic review. Int Urogynecol J. 2016 Aug;27(8):1127-36.

2017년에는 식단조절, 골반운동, 약물치료, 방광수압확장술hydrodistention 등의 기존 치료를 24주 동안 시행했음에도 불구하고 호전이 없었던 난치성 간질성방광염/방광통증증후군 환자 12례에 대해 5주 동안 총 10세션의 침치료를 시행한 결과, 1개월 후 visual analog score, interstitial cystitis symptom index, interstitial cystitis problem index, O'Leary-Saint symptom score, Patient Health Questionnaire, Pelvic pain and urgency & frequency patient symptom scale tests, maximum voided volume으로 평가한 결과지표가 모두 통계적으로 유의하게 개선되었다는 임상연구가 보고되었다.

참고문헌: Sönmez MG, Kozanhan B. Complete response to acupuncture therapy in female patients with refractory interstitial cystitis/bladder pain syndrome. Ginekol Pol. 2017;88(2):61-67.

실제 한의학 임상에서는 침치료뿐 아니라 한약치료, 뜸치료, 봉독치료 등 복합적인 처치가 시행된다. 2012년에 보고된 연구에서는 25명의 간질성방광염 여성환자에게 평균 8.0±5.4달 동안 육미지황탕의 가감방인 축뇨제통탕縮尿除痛湯, 침구치료, 봉독치료를 시행하여 60%의 환자에서 치료반응을 얻었으며, Interstitial Cystitis Symptom Index and Problem Index를 사용한 평가에서 통계적으로 유의미한 개선이 관찰되었다.

참고문헌: Son JG, Oh HJ, Lee JG, Nam SK, Kim CJ, Cho CS. Clinical Study of 25 Interstitial Cystitis Patients. Korean J Orient Int Med. 2012;33(2):222-230.

3 과민성방광(과활동성 방광)

과민성방광은 요실금의 유무와 관계없이, 요의절박감이 있으며, 보통은 빈뇨와 야간뇨를 수반하는 증상증후군이다. 단, 세균성 방광염 등의 세균성 요로감염증이나, 방광결석, 방광암 등의 기질적 방광질환이 있는 경우는 배제된다. 이전에는 방광기능을 과활동성 방광, 정상 활동성 방광, 낮은 또는 무활동성 방광으로 분류했지만, 과활동성 방광은 원인의 차이와 관계없이 항콜린제가 유효하며, 새로운 항콜린제(디트루시톨Detrusitol®: tolterodine tartrate)의 출시를 계기로 과활동 방광이라는 말을 방광기능을 평가하는 용어에서 진단명으로 격상한 바 있다. 빈도는 40세 이상에서 10~15%로 알려져 있고, 절박성 요실금[35]을 수반하는 경우와 수반하지 않는 경우의 비율은 반반이다.

▪병태

과민성방광에는 뇌혈관 질환 및 척수질환 등에 의한 신경인성 과민성방광인 경우와, 비신경인성 과민성방광인 경우가 있다. 배뇨억제 신경 시스템의 기능부전에 의한 배뇨반사의 항진, 방광 평활근의 수축 항진이나, 방광지각신경 과민 등을 과민성방광의 발생기전으로 들 수 있는데, 노화에 따라 그 빈도가 증가하기 때문에 같은 평활근(혈관 평활근)의 수축증강으로 나이가 들수록 증가하는 고혈압과 유사한 기전이 그 발병에 관여하는 것으로 생각된다. 과민성방광이 있는 여성에서는 골반내 울혈상태가 많기 때문에, 울혈도 과민성방광의 유인誘因 중 하나로 생각되고 있다.[36] 과민성방광의 진단은 요의절박감이 있는 것이 필수적이며, 절박성 요실금은 요의절박감이 나타난 장소로부터 화장실까지의 거리와 관계없이, 대부분이 화장실 바로 앞 또는 변기의 앞에서 나타난다. 즉, 절박성 요실금의 발생은 정신적 요소가

35) 절박성 요실금은 갑자기 나타나는 요의(요의절박감)를 참지 못하고 소변이 새어 나와버리는 것이다.

36) 한방에서는 울혈의 병태를 어혈이라고 한다. 울혈 및 혈류장애에 수반해 발생되는 각종 만성 염증상태로, 피부에 적흑(赤黑) 의 기미가 생기고, 상열하한, 자반(紫斑), 내출혈이 발생하기 쉬우며, 정맥류, 두통, 어깨결림, 치질, 월경불순, 월경통, 갱년기 장애 등을 초래하기 쉽다.

크게 관여하고 있다고 생각된다.[37]

■증상과 진단

과민성방광 진단에는 요의절박감이 있는 것이 필수적이며, 절박성 요실금의 유무는 따지지 않는다. 증상증후군이기 때문에 과민성방광 진단 가이드라인에서는 과민성방광 증상 점수를 체크하는 [표3-2]에서, 요의절박감이 2점(일주일에 1회 정도) 이상이며, 총점이 3점 이상인 경우를 진단기준으로 권고하고 있다. 다만 세균성 방광염 등의 세균성 요로감염증이나, 방광결석, 방광암 등의 기질적 방광질환이 있는 경우에는 배제된다.

■치료

-물리요법

방광훈련: 야뇨증 소아의 경우와 마찬가지로, 요의절박감이 있어도 화장실에서 배뇨가 가능한 상태·자세로 배뇨를 참으면, 잠시 후 강한 요의가 소실되는 경우가 있다. 이렇게 하여 방광용량을 확대한다.

골반저근육 운동: 복압성 요실금에 대한 대표적인 물리요법이지만, 절박성 요실금에도 거의 동등한 효과가 있다고 알려졌다.

배뇨일지(빈도·소변량 기록): 매 회의 배뇨시각과 소변량을 기재하는 것도 수분 과잉섭취로 인해 오는 빈뇨, 야간뇨, 복압성 요실금 또는 절박성 요실금의 병태 파악과 치료에 도움이 된다. 배뇨일지를 통해 처음으로 자신의 배뇨상황을 객관적으로 파악할 수 있다. 신장 기능에 문제가 없다면 1일 소변량을 체중(kg)×20~25ml가 되도록 음수량을 조절한다. 예를 들어, 체중이 50kg이라면, 50×20~25ml=1,000~1,250ml가 1일 소변량이 되도록 음수량을 조절한다.

---

37) 한방에서는 기림(氣淋) 이라고 하며, 오림산이나 청심연자음이 사용되는 경우가 많다.

[표3-2] 과민성방광 증상 질문표(Overactive Bladder Symptom Score: OABSS)

다음의 증상이 얼마나 자주 있었습니까? 이번 한 주 동안 당신의 상태 중 가장 가까운 것 하나를 골라 점수에 O표를 하십시오.

질문	증상	점수	빈도
1	아침에 일어나서 밤에 다시 수면을 취할 때까지 몇 번 정도 소변을 보았습니까?	0	7회 이하
		1	8~14회
		2	15회 이상
2	밤에 잠이 들고 나서 아침에 일어나기까지, 몇 번 정도 소변 때문에 일어났습니까?	0	0회
		1	1회
		2	2회
		3	3회 이상
3	갑자기 소변이 마려워, 참기가 어려운 적이 있었습니까?	0	없음
		1	일주일에 1회보다 적음
		2	일주일에 1회 이상
		3	1일 1회 정도
		4	1일 2~4회
		5	1일 5회 이상
4	갑자기 소변이 마려워, 참지 못하고 소변이 새어나온 적이 있었습니까?	0	없음
		1	일주일에 1회보다 적음
		2	일주일에 1회 이상
		3	1일 1회 정도
		4	1일 2~4회
		5	1일 5회 이상
		합계점수	점

〈過活動膀胱診療ガイドライン〉(日本排尿機能學會, 過活動膀胱ガイドライン作成委員會(編), p26, ブラックウェルパブリッシング, 東京, 2005)에서 인용

자극요법(전기자극, 간섭저주파자극, 자기자극): 자극요법은 항문이나 질의 전기자극, 하복부나 요부의 간섭저주파자극, 둔부의 자기자극 등이 있다. 이들은 모두 자극을 통한 지각신경 자극으로, 척수의 배뇨억제 시스템을 부활시킴으로써 방광수축반사의 억제효과가 있다는 것이 시사되고 있다. 모두 효과가 있다. 하지만 주 3회 통원하여 자극요법을 실시할 필요가 있다거나, 자극효과 지속기간이 짧다거나 하기 때문에, 그다지 보급되어 있지 않다.

–약물요법

과민성방광을 적응질환으로 하는 약제에는 항콜린제와 β3 작용제가 있다. 모두 방광 평활근 이완작용과 방광지각신경 활동 억제작용이 있다.

항콜린제에는 폴라키스Pollakis정®(oxybutynin hydrochloride 6~9mg, 3회 분복), BUP-4정®(propiverine hydrochloride 10~40mg, 1~2회 분복), 베시케어Vesicare정®(solifenacin succinate 2.5~10mg, 1회 분복), 디트루시톨Detrusitol정®(tolterodine tartrate 2~4mg, 1회 분복), 유리토스Uritos정®/스테이블라Stayblа정®(imidafenacin 0.2~0.4mg, 2회 분복), 토비애즈Toviaz정®(fesoterodine fumarate 4~8mg, 1회 분복)이 있으며, 첩부제(경피흡수형 제제)인 NEOXY Tape®(oxybutynin hydrochloride 73.5mg, 1일 1장)도 있다(도표3-9). 이 중에서 BUP-4정®은 유일하게 노르아드레날린 재흡수 저해작용도 있고, 요도 내압을 상승시키기 때문에 복압성 요실금에도 효과적이다. 항콜린제의 부작용으로는 타액분비량의 감소에서 오는 구갈(구내건조, 10~50%)이 가장 빈도가 높으며, 그다음으로는 변비와 눈 침침함 등이 있다. 치료되지 않은 폐쇄각 녹내장angle closure glaucoma이 있는 경우에는 금기이다. NEOXY Tape®는 첩부제인 항콜린제로, 구갈, 변비 등의 항콜린제의 부작용 빈도가 현저하게 낮지만, 약을 붙인 부위의 가려움증 빈도가 가벼운 것까지 포함하면 약 50%로 높다는 것이 단점이다.

항콜린제에서 주의해야 할 것은 잔뇨량의 증가이며, 잔뇨감, 배뇨곤란의 발생, 빈뇨의 악화 등이 있을 경우에는 잔뇨량를 측정해볼 필요가 있다. 남성의 경우에는 전립선비대증의 합병을 고려하여, α1 차단제 또는 5α 환원효소 억제제를 병용하는 편이 안전하다.

$\beta 3$ 작용제로서는 베타니스Betanis정®[38](mirabegron 25~50mg, 1회 분복)이 있다. 항콜린제의 부작용이 거의 없다는 이점이 있으며, 효과도 항콜린제와 거의 동등하지만, 최대량까지 증량한 경우의 항콜린제(예를 들어, 베시케어Vesicare® 10mg)의 효과와 비교하면 다소 그 효과가 떨어진다. 다만, 항콜린제 쪽이 유효한 증례와 $\beta 3$ 작용제 쪽이 유효한 증례가 있다. Mirabegron에는 약간의 요도이완 작용이 있어, 잔뇨가 있는 증례에서는 항콜린제보다도 안전할 수도 있다.

–한약을 통한 약물요법

과민성방광에 대한 한약으로는 요의절박감을 방광염과 비슷한 증상으로 보고, 방광염의 항목에서 살펴본 약제인 저령탕, 저령탕합사물탕, 오림산, 청심연자음, 용담사간탕 등, 방광염에 이용하는 모든 한약이 이용 가능하다. 특히 오림산이나 청심연자음은 정신불안을 개선하는 효과를 기대할 수 있기 때문에, 경증이라면 한약만을 투여하여 경과를 관찰해보는 것이 가능하다. 효과가 불충분한 경우에는 항콜린제나 $\beta 3$ 작용제 등을 추가하면 좋다.

더하여 요족腰足의 냉증이 수반되고, 추워지면 증상이 악화되는 경우에는 야간뇨를 호소하는 경우가 많아지게 되어, 영강출감탕, 진무탕, 팔미지황환, 우차신기환 등이 주효하다.

그러나 요의절박감이 강한 증례나 절박성 요실금이 있는 경우에는 항콜린제나 $\beta 3$ 작용제를 위주로 해야 하며, 이러한 약물들을 증량했음에도 효과가 불충분한 경우나 항콜린제의 부작용이 강해 증량을 할 수 없는 경우 등에 한약을 추가 및 병용하면 좋다(도표3–9). 추가된 한약의 효과는 1~2개월 정도의 기간을 두고 관찰이 가능하다. 한약을 추가함으로써 구갈도 개선되는 경우가 있다.

38) 우리나라의 경우 베타미가(Betamiga)정이 더 대중적이다–옮긴이.

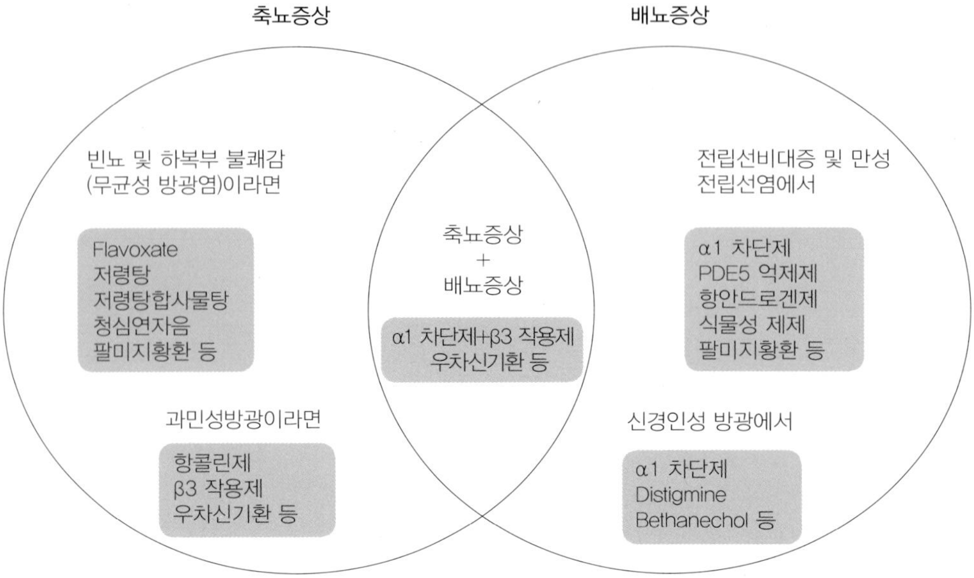

[도표3-9] 축뇨증상과 배뇨증상이 있는 경우의 한방치료

영강출감탕은 신착탕腎着湯이라고도 불리며, 연령을 불문하고 요족腰足이 얼음물에 담근 것처럼 차다고 호소하는 사람들에게 사용되는 경우가 많다. 노인성 냉증을 수반한 야간뇨에서 그 횟수를 반감하는 효과도 있다. 진무탕은 냉증으로 신진대사가 저하되어 체온이 낮으며, 위하수 및 심부전 등을 수반하는 경우에 좋다. 팔미지황환은 특히 요족이 차고 노곤하여 힘이 잘 들어가지 않는 노인에게 유효하며, 우차신기환은 팔미지황환의 증상에 더하여 요족이 저리다고 호소하는 경우에 좋다.

처방례 1: BUP–4®(propiverine hydrochloride) 증량으로도 절박성 요실금의 개선이 불충분한 여성 증례에 대하여, 냉증이 있으며 설진에서 백태白苔 및 황태黃苔가 없는 경우에,

BUP–4®(propiverine hydrochloride 20mg) 2정, 2회 분복
저령탕합사물탕 3포, 3회 분복

처방례 2: 베시케어Vesicare®(solifenacin succinate) 증량으로도 절박성 요실금의 개선이 불충분한 남성에서, 요족이 무겁고 나른하며, 때때로 저리다고 호소하는 증례에 대하여,

유리에프Urief®(silodosin 4mg) 2정, 2회 분복 베시케어Vesicare®(solifenacin succinate 5mg) 2정, 1회 분복 우차신기환 3포, 3회 분복

처방례 3: 항콜린제 복용으로 구갈 및 변비 경향이 되고, 위장이 허약하여 마르고 신경질적인 여성에 대하여,

베타니스Betanis®(mirabegron 50mg) 1정, 1회 분복 청심연자음 3포, 3회 분복

처방례 4: 10년 간 빈뇨로 고생하던 여성으로, 특히 야간에 몇 번이고 소변을 보기 위해 일어나기 때문에 푹 잘 수 없다고 호소하고, 척맥尺脈이 침沈하며[39], 요족이 차가워져 있는 것이 확인되어, 복약 3일째부터 야간뇨가 소실되고, 10년 간의 빈뇨도 개선되었으며, 요족이 따듯해졌다.

영강출감탕(보비補脾 작용이 강한 백출 제제) 3포, 3회 분복

■치료할 때의 조언

과민성방광에 대해서는 항콜린제나 $\beta3$ 작용제로부터 치료를 시작하고, 효과가 불충분한 경우에는 음수과도나 혈압 조절 불량 등이 아닌지 확인하는 편이 좋다. 특히, 야간뇨를 수반하는 경우에는 배뇨일지의 기재를 지시하고, 적정 소변량(1일

39) 척맥(尺脈)은 한방의 맥진으로, 좌우 손목의 요골경상돌기에서 1횡지 안쪽 부근에서 느껴지는 요골동맥의 박동을 말한다. 이 맥은 좌우의 신(腎)또는 허리 이하 요족의 상태를 반영한다. 이 맥이 가라앉아 잘 만져지지 않는 경우에 척맥이 침(沈)하다고 말한다. 하반신의 냉증 증상을 반영하며, 건강 제제가 유효하다.

소변량=체중(kg)×20~25ml)이 되도록 음수량을 조절할 필요가 있다. 또한, 1일 수차례의 혈압 측정을 통해 조조 고혈압이나 야간 고혈압에 의한 야간 또는 아침의 빈뇨, 야간에만 발생하는 절박성 요실금 등에 주의하고, 이러한 것이 판명된 경우에는 강압제를 취침 전에 투여하거나 취침 전 $\beta 1$ 차단제를 추가, 수면제 투여 등을 통해 혈압관리를 시행한다.

이렇게 치료를 했는데도 야간뇨가 지속되는 경우, 야뇨증의 치료에서도 언급했지만, 몸을 차게 하지 않도록 복장에 주의시키고, 몸을 차갑게 하는 식재료인 커피나 바나나, 여름 채소의 생식 등을 피하며, 취침 전에 목욕을 통해 충분히 몸을 따뜻하게 하도록 유의시키면 좋다.

한약은 일반적으로 항콜린제 등에서 효과가 불충분한 경우에 추가하여 사용한다. 냉증이 명백한 경우에는 서양의학에 냉증의 개념이 없기 때문에, 한약부터 치료를 시작하는 편이 좋은 경우가 있다. 한약만으로 효과가 불충분한 경우에 항콜린제 등을 추가하는 경우도 있다. 한약의 효과는 투여 2개월 정도에서 관찰되는 경우가 많다.

낮에도 요의가 있는 경우는 방광염에 준하여 저령탕, 오림산, 청심연자음 등을, 야간에 요의가 증가되는 경우는 신허[40]로 볼 수 있으므로 팔미지황환이나 우차신기환을, 냉증이 강하고 겨울이나 야간에 특히 악화되는 경우는 영강출감탕이나 진무탕 등이 적응이 된다. 특히 체력이 저하되고, 자율신경계의 과민이 있는 증례에서는 청심연자음이 현저한 효과를 보이는 경우가 있다.

아리치有地 등[41]이 시행한 야간 소변량이 많은 노인에 대한 검토에서, 팔미환을 2개월 투여함으로써 바소프레신vasopression의 양이 증가되어 일주기 리듬이 개선되고, ACTH, 코르티솔cortisol이 낮 동안 증가하고 야간에는 감소하는 일주기 리듬도 인정되었으며, 야간의 소변량과 배뇨횟수의 유의한 감소도 인정되었다.

팔미지황환은 토끼와 래트에서 방광용량 증대, 방광수축 억제, 배뇨반사 억제,

---

40) 신허는 신장·비뇨생식기의 양기와 음분(陰分)이 쇠하여, 몸 전체의 활기와 윤기가 없게 된 상태로, 하반신이 차가워지고, 요족의 근력저하 및 권태감이 있으며, 소변불리, 요실금, 부종, 정력감퇴, 이명·난청, 구갈, 탈모, 백발, 피부건조·소양 등이 나타나는데, 팔미지황환은 팔미신기환(八味腎氣丸) 이라고도 불리며, 신허의 대표적인 처방이다.

41) 有地 滋ほか: 〈バソプレッシンに對する八味地黃丸の影響〉, 現代医療學 4: 209-212, 1988.

방광내압 상승의 작용이 있다는 것이 확인되었다.[42]

이러한 근거를 통해 냉증이 강한 고령자의 절박성 요실금에는 설태가 적다는 것을 확인하고, 팔미지황환을 제1선택약으로 하여 사용하는 경우가 많고, 6~7할에 유효했다는 복수의 보고가 있다.

역자 주

과민성방광증후군에 보완대체의학도 주요한 치료옵션이라고 할 수 있다. 미국질병통제예방센터Centers for Disease Control and Prevention에서 시행한 설문조사에 따르면, 과민성방광을 앓고 있는 환자의 74.6%가 보완대체의학을 사용했다고 한다. 한약치료로는 우차신기환과 팔미지황환 등의 치료효과가 보고되었으며, 그중에서도 우차신기환에 대한 연구가 활발히 진행된 편이다. 전임상 연구에서 우차신기환은 척수 κ-opioid receptor에 대한 억제효과를 발휘하며, 골반신경pelvic nerve과 아세틸콜린acetylcholine 투여로 야기된 방광수축을 억제하는 효과가 있다고 보고되었다. 일본에서 시행된 임상연구들에서 우차신기환은 6~8주 투여로 과민성방광증후군 여성환자와 남성환자 모두에서 주관적 증상을 유의하게 개선시킨 것으로 보고되었다.

참고문헌: Chughtai B, Kavaler E, Lee R, Te A, Kaplan SA, Lowe F. Use of herbal supplements for overactive bladder. Rev Urol. 2013;15(3):93-6.

참고문헌: Kajiwara M, Mutaguchi K. Clinical efficacy and tolerability of gosha-jinki-gan, Japanese traditional herbal medicine, in females with overactive bladder. Hinyokika Kiyo. 2008;54:95-99.

참고문헌: Ogushi T, Takahashi S. Effect of Chinese herbal medicine on overactive bladder. Hinyokika Kiyo. 2007;53:857862.

국내에서도 과민성방광 여성 환자 186명을 대상으로 팔미지황환의 효과를 알아본 이중-맹검 무작위 대조군 연구가 시행되었으나, 8주간의 투여에서 팔미지황환은 위약에 비해 OABSS(overactive bladder symptom score)의 유의한 호전을 보이지 못했다. 하지만 저자들은 통계적인 유의성은 없었지만, 한약투여군에서 더 호전된 경향을 보였으며, 일반적으로 항무스카린제는 3~6개월 투여하라고 권고했음을 감안할 때, 팔미지황환의 투여기간을 12주 이상으로 늘린다면 유의한 차이를 보일 가능성이 있다고 고찰했다.

참고문헌: Kim D, Choi C, Ahn I, Ryu I, Choi M, Lee Y, Lee MS. Efficacy and safety of Baweidihuang-wan in women with overactive bladder: a randomized, double blind, placebo controlled trial. Int J Clin Exp Med. 2014 Sep 15;7(9):2744-53.

42) 洲加本孝幸ほか: 〈八味地黃丸エキスの膀胱に對する作用〉, 基礎と臨床 16, 179-185, 1982.

신경조절neuromodulation을 목적으로 사용되고 있는 sacral neuromodulation과 PTNS (percutaneous tibial nerve stimulation)는 각각 천골부와 삼음교에 시행하는 전기침치료와 매우 유사하다. 지금까지는 sacral neuromodulation을 사용한 임상연구가 많이 보고되어왔으나, PTNS는 상대적으로 침습이 덜하고 사용하기 쉬우며 비용부담이 낮은 장점으로 관심을 받고 있다. PTNS나 sacral neuromodulation과 같은 신경조정술은 난치성 과민성방광증후군에 좋은 치료옵션으로 간주되고 있다. 또, 이런 치료법들은 과민성방광뿐 아니라 방광통증증후군, 만성 골반통, 성기능 이상, 요실금 등에도 광범위하게 활용되고 있다.

참고문헌: Tahseen S. Role of sacral neuromodulation in modern urogynaecology practice: a review of recent literature. Int Urogynecol J. 2018 Jan 4.

참고문헌: de Wall LL, Heesakkers JP. Effectiveness of percutaneous tibial nerve stimulation in the treatment of overactive bladder syndrome. Res Rep Urol. 2017 Aug 14;9:145-157.

과민성방광증후군에 대한 침치료의 근거는 동물연구와 임상연구를 통해 치료 메커니즘과 임상적 효과가 보고되고 있으며, 일부 임상연구에서는 침치료가 항무스카린 치료에 비견할 정도의 장점이 있다고 분석하기도 했다.

참고문헌: Forde JC, Jaffe E, Stone BV, Te AE, Espinosa G, Chughtai B. The role of acupuncture in managing overactive bladder; a review of the literature. Int Urogynecol J. 2016 Nov;27(11):1645-1651.

Society of Gynecological Surgeons 연구팀에 의해 시행된 체계적 문헌고찰에서는 항무스카린 치료 외에 사용할 수 있는 치료방법들을 모색했는데, 침치료가 과민성방광증후군 환자의 삶의 질과 요역동학 검사상 결과를 개선시킬 수 있다고 기술하고 있다.

참고문헌: Olivera CK, Meriwether K, El-Nashar S, Grimes CL, Chen CC, Orejuela F, Antosh D, Gleason J, Kim-Fine S, Wheeler T, McFadden B, Balk EM, Murphy M; Systematic Review Group for the Society of Gynecological Surgeons. Nonantimuscarinic treatment for overactive bladder: a systematic review. Am J Obstet Gynecol. 2016 Jul;215(1):34-57.

임상에서는 천골부의 팔료뿐 아니라 여러 혈위에 침치료를 시행할 수 있는데, 과민성방광 동물모델을 대상으로 중료-심자, 중료-천자, 위중, 삼음교, 통천, 합곡에 각각 전기침치료를 시행하여 효과를 비교한 연구에서는 중료-심자군, 위중군, 삼음교군에서 모두 방광 수축빈도가 유의하게 감소되었고, 그중에서도 특히 중료-심자군에서의 변화가 다른 군에 비해 유의하게 더 큰 것으로 분석되었다. 하지만 다른 요역동학적 검사결과에서는 군 간의 유의한 차이가 발견되지 않았다.

참고문헌: Yang L, Wang Y, Mo Q, Liu Z. A comparative study of electroacupuncture at Zhongliao(BL33) and other acupoints for overactive bladder symptoms. Front Med. 2017 Mar;11(1):129-136.

2014년에 대한한방부인과학회지에 발표된 논문 〈여성 과민성 방광의 한방 임상에 관한 고찰〉에서는 기존에 발표된 문헌과 저자들의 경험을 종합하여, 과민성방광에 대한 한의학적 진료에서 변증, 치료목표, 치료방법, 치료기간, 평가방법 등을 제시하고 있으므로, 독자들의 일독을 권한다. 특히 부록으로 제시되어 있는 과민성방광 평가도구 OABSS와 배뇨일기는 임상현장에서 즉각적으로 활용할 수 있을 것으로 사료된다.

참고문헌: Choi MS, Kim DI. A Study on Korean Medical Clinical Management of Female Overactive Bladder. J Korean Obstet Gynecol. 2014;27(2):83-102.

4 복압성 요실금

복압성 요실금은 기침이나 재채기를 하거나, 웃었을 때 등의 이유로 갑자기 복압이 상승했을 때 소변이 누출되는 것을 말한다. 복압성 요실금에 절박성 요실금이 수반된 경우를 혼합성 요실금이라고 한다. 복압성 요실금은 임신, 산후, 갱년기에 일시적으로 관찰되는 경우, 또는 장기간 지속되는 경우가 있는데, 지속되는 경우는 출산횟수가 많은 여성이나 비만 여성이 많은 경향이 있다. 요실금 경험자는 성인 여성의 3~4명당 1명꼴이다.

▪병태

원인은 골반저근육군 및 방광경부의 이완으로, 방광경부가 하수(도표3-10)되어 요도폐쇄압이 저하됨으로 인한다. 요도폐쇄압을 지속하고 있는 것은 방광경부의 윤상 평활근층(기저판)에서 요도에 이르는 평활근성 내요도 괄약근과 골반저근육군의 일부인 횡문근성 외요도 괄약근이다.

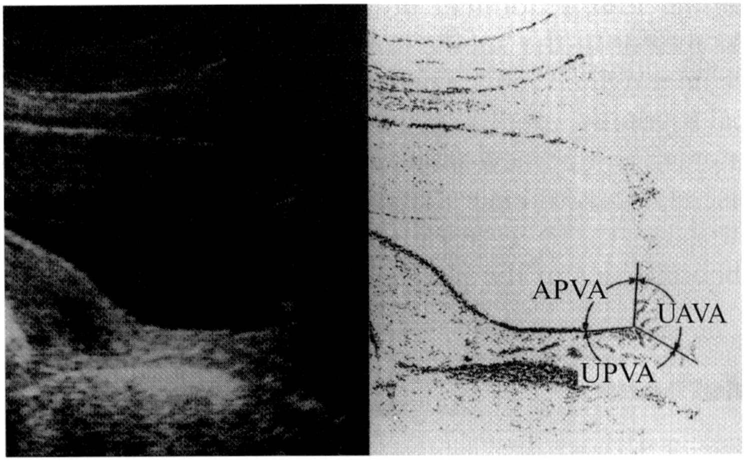

[도표3-10] **복압성 요실금 환자의 복부 방광초음파 영상(종단면 영상)**
방광경부에서 방광전벽과 후벽(삼각부)이 이루는 각도(방광전후벽각: APVA)가 90도 가까이 협소화되어 있다.
'Sugaya K, et al: Int J Urol 10: 36, 2003'에서 인용.

복압성 요실금 환자에서는 이러한 폐쇄압이 저하되어, 내요도 평활근에 의한 폐쇄압의 저하는 기능적 요도 길이functional profile length의 단축으로 나타나고, 외요도 괄약근에 의한 패쇄압의 저하는 최대요도폐쇄압maximum urethral closure pressure의 저하로 나타난다. 초음파 영상에서 방광경부에서 방광전벽과 삼각부(후벽)가 이루는 각도(방광전후벽각)는 정상에서 150~180도임에 비하여, 복압성 요실금에서는 이 각도가 협소화되어 있다(도표3-10). 복압성 요실금 여성에서는 삼첨판 폐쇄부전에 수반된 하대정맥 내의 혈액역류의 빈도가 높아서, 골반울혈상태[43]가 원인 중 하나로 생각된다.

▪증상과 진단

복압성 요실금은 기침이나 재채기, 웃는 것 등의 이유로 갑자기 복압이 증가될 때에 요실금이 발생하기 때문에, 문진을 통해 진단된다. 복압성 요실금의 정도에 대해서는, 60분 패드 테스트60-minute pad test (도표3-11)가 사용될 수 있으며, 사슬방광조영chain cystourethrography (도표3-12) 및 요도내압곡선urethral pressure profile 기록 등이 있다.

역자 주

실제 임상에서는 문진과 신체검사(복부진찰, 직장수지검사, 질 검사), 배뇨일지, 소변검사, 잔뇨량 측정, 요역동학 검사, 패드검사, 영상의학 검사(초음파, MRI) 등이 사용된다.

참고문헌: 대한배뇨장애요실금학회, 요실금 진료지침서(Guidelines on Urinary Incontinence). 2012.

43) 한방에서는 어혈로 판단한다. 특히 월경곤란증 등을 수반하는 경우에는 계지복령환이나 장옹탕 등의 병용을 고려한다.

60분 패드 테스트

배뇨 후 또는 도뇨 후부터 테스트 개시까지의 시간(　　시간　　분)
사용 전의 패드 중량(A:　　g)

0분	패드 장착 500ml의 물을 15분 이내에 모두 마시도록 한다. 의자나 침대에서 휴식
15분	30분간의 보행 계단을 오르내린다(1층 높이) 1회
45분	1) 의자에 앉았다가 일어서기를 반복한다: 10회 2) 강하게 기침한다: 10회 3) 한 장소를 뛰어서 돌아다닌다: 1분간 4) 바닥의 물건을 허리를 굽혀서 줍는 동작을 취한다: 5회 5) 흐르는 물에 손을 씻는다: 1분간
60분	종료　　　　종료시의 패드 중량(B:　g) 요실금(B)–(A) = g

[도표3–11] **60분 패드 테스트**

결과: 2.0g 이하: 정상, 2.1∼5.0g: 경도의 실금, 5.1∼10.0g: 중등도의 실금, 10.1　50.0g: 고도의 실금, 50.1g 이상: 매우 고도의 실금

▪치료

–물리요법

배뇨일지(빈도·소변량 기재): 배뇨일지의 기재는 수분섭취 과도로 발생되는 빈뇨, 야간뇨, 복압성 요실금 및 절박성 요실금의 병태 파악과 치료에 도움이 된다.

방광훈련: 야뇨증 및 과민성방광의 경우와 동일하게 방광용량을 증가시킨다.

골반저근육 운동: 복압성 요실금에 대한 대표적인 물리요법이다. 그 효과는 연령에 따라 차이가 없고, 질내 보조기구 사용의 유무에 따라서도 차이가 없다는 보고가 많다. 이전에는 수술과 동등한 효과가 있다고 언급되었지만, 요도 슬링sling수술(TVT 또는 TOT식 수술)이 개량됨에 따라 수술요법 쪽의 치료성적이 더 좋다. 수술할 정도는 아니거나, 수술을 원치 않는 경우에는 골반저근육 운동을 적극적으로 권한다.

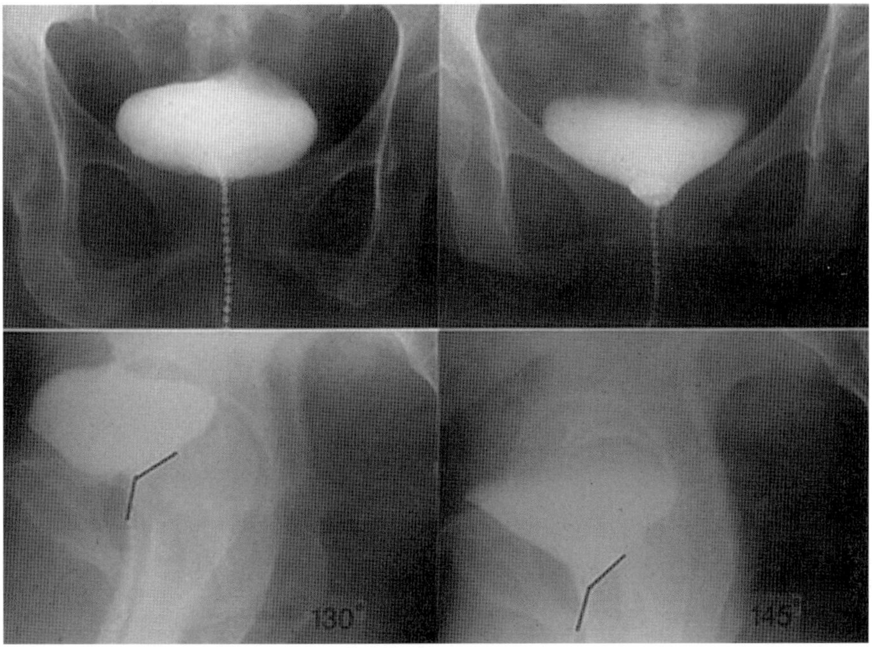

[도표3-12] **복압성 요실금 환자의 사슬방광조영**chain cystourethrography

좌측은 와위 정면과 측면. 우측은 입위 복압 부하시의 정면과 측면
방광경부의 하수와 방광경부의 개대, 후부요도방광각의 개대(145°)가 관찰된다.

–약물요법

복압성 요실금에 대해서 적응이 되는 약제는 $\beta 2$ 작용제로, 본래는 기관지 천식에 적응이 있는 스피로펜트Spiropent®(clenbuterol hydrochloride, 40~60ug, 2~3회 분복)뿐이다. 투여량이 많아지면 동계나 혈압상승, 손끝의 떨림 등의 부작용이 나타나는 경우가 있다.

과민성방광뿐만 아니라 요실금의 진단명에 적응이 있는 항콜린제인 BUP-4®(propiverine hydrochloride, 20~40mg, 1~2회 분복)는 노르아드레날린 재흡수 억제작용이 있어, 요도내 카테콜아민 농도 상승작용을 통해 요도폐쇄압을 상승시켜 복압성 요실금에도 효과가 있다. BUP-4® 20mg으로 효과가 없더라도, 40mg으로 증량하면 현저한 효과를 얻을 수 있는 경우도 있다.

유뇨증에 적응이 있는 삼환계 항우울제인 토프라닐Tofranil®(imipramine hydrochloride, 75mg, 3회 분복)이나 트립타놀Tryptanol정®(amitriptyline hydrochloride, 75mg, 3회 분복)도 항콜린 작용과 노르아드레날린 및 세로토닌 재흡수 억제작용이 있어 복압성 요실금에 효과가 있지만, 항콜린제처럼 구갈 및 변비의 부작용에는 주의가 필요하며, 치료되지 않은 폐쇄각 녹내장이 있는 경우에는 금기이다. 삼환계 항우울제에는 부작용이 없지만, 구갈이 견딜 수 있는 정도라면, 150mg 3회 분복까지 증량해볼 가치가 있다.

–한약을 통한 약물요법

복압성 요실금의 병태는 한방적으로 보면 내장하수로 볼 수 있으며, 내장하수의 원인이 기허·위장허약이라면 보중익기탕을, 부종·수독水毒으로 인한 것이라면 진무탕을, 울혈, 어혈에 의한 것이라면 계지복령환이나 장옹탕을, 변비를 수반한다면 도핵승기탕이나 대황목단피탕, 대황 함유량이 많은 을자탕 등이 효과가 있는 경우가 있다.[44]

▶보중익기탕

복압성 요실금에 대한 한약으로는 승제升提 작용을 통해 내장하수를 개선하는 보중익기탕이 있다. 보중익기탕은 만성 피로에 다용되며, 피로로 인해 기력이 저하되고, 낮에도 졸리고 나른하여 업무를 볼 수 없다고 호소하는 위장허약(비허脾虛[45])자에게 좋은 적응이 된다. 보중익기탕에는 보비補脾·보기補氣 작용이 강한 백출을 함유한 엑기스 제제 또는 행기行氣·화담化痰 작용이 강하고, 속 더부룩함을 잘 일으키지 않는 창출을 함유하는 엑기스 제제가 있는데, 비허의 증상이 강하게 수반된 요실금에는 백출을 함유한 엑기스 제제를 1일 4포 내지는 1.5배량 등, 넉넉하게 처방하여 피로감이 완전히 잡힐 때까지 몇 개월 지속하면 좋다. 보중익기탕 단독으로는 효과가 약한 경우가 많기 때문에, BUP–4®(propiverine hydrochloride) 등과 병용하여 상승효과를 기대하면 좋다.

---

44) 기허, 수독, 어혈은 각각 증상에 가중치를 두고 합계 점수로 판단하는 데라사와(寺澤) 점수라고 하는 것이 있어, 진단에 참고하기 매우 좋기 때문에 해당 서적을 확인해보면 도움이 된다.

45) 비허: 비(脾)=췌장, 소화기능이 약하고, 복만(腹滿), 복명(腹鳴), 무른 변, 위하수 등이 발생하며, 기혈수의 운반능력이 저하되어 피로, 나른함, 권태감, 어지럼증 등이 발생하기 쉽다. 기력 및 의욕도 저하되고, 심하면 우울 및 불안도 발생되는 상태로, 기허를 수반하는 경우가 많아, 인삼, 백출, 황기 등의 보기 작용이 강한 약재를 포함한 처방이 다용된다. 보중익기탕은 비허의 대표처방.

▶진무탕

진무탕은 냉증이 강한 소음병少陰病[46]에 사용되는 처방인데, 심부전에 의한 부종이나 골반울혈상태의 개선에 효과가 있다. 제약회사 별로 엑기스 제제의 보험병명을 비교해보면, 백출을 함유한 제제를 제조하는 한 회사에서 위하수에도 보험적용이 있기 때문에, 내장하수와 골반울혈, 부종을 수반하는 냉증이 강한 복압성 요실금에 시험해볼 가치가 있는 처방이다.

▶계지복령환

이것은 어혈[47]의 대표적 처방으로, 골반울혈에 의한 월경통이나 좌하복부의 압통을 수반한 요실금에 적용되는 경우가 있다. 월경통 시에 두통이나 안면홍조, 동계, 족부 냉증을 호소하는 경우가 많다. 설하정맥이 노창되어 있고, 설질이 청자색을 띠며 울혈되어 있는 경우가 많다.

계지복령환으로 골반내 울혈 및 월경통을 개선하는 경우가 많은데, 복압성 요실금의 경우는 골반저근육군의 근긴장 저하가 있기 때문에 계지복령환 단독으로는 충분히 대응하지 못한다. 이 때문에 냉증을 해소하고 근력을 키우는 배려가 필요하므로, 소량의 부자제附子劑로 가공부자정(일반 용량: 아코닌산Aconinsan정® 9정/일)을 3~6정 병용한다거나, 여기에 홍삼말 1.5~3g/일을 더한다거나 하는 궁리가 필요하다. 홍삼말을 대용하여 같은 보비약補脾藥인 보중익기탕과의 병용도 의미가 있는 좋은 조합이다.

---

46) 소음병(少陰病)은 급성 열성 질환에 대해 기술한 《상한론(傷寒論)》에 나오는 병태 중 하나로, 발병 초기 양병(陽病)이고 말기 음병(陰病)인 흐름 속에서 음병인 태음병(太陰病)(=위장의 냉증) 다음에 나타난다. 정기가 약하고 사기가 강하게 되어, 전신의 신진대사가 저하되고 차가워진 상태가 되는데, 냉증과 수독(水毒)을 개선시키는 온보이수약(溫補利水藥)이 진무탕으로, 음병의 갈근탕이라고도 불리며, 냉증의 감모에도 현저한 효과를 보인다. 특히 전신적으로 냉증이 있어 추위를 타며, 기력이 없는 경우에 보하는 효과가 강한 백출 제제인 인삼탕을 합쳐서, 복령사역탕에 가까운 처방으로 만들면, 더욱 따뜻해지고, 내장하수의 개선도 빨리 나타나는 경우가 있다.

47) 어혈: 울혈과 혈류장애를 수반하여 발생하는 각종 염증상태로, 피부에 적흑(赤黑)의 기미가 생기고, 상열하한, 자반(紫斑), 내출혈이 발생하기 쉬우며, 정맥류, 두통, 어깨결림, 치질, 월경불순, 월경통, 갱년기 장애 등을 초래하기 쉽다. 계지복령환은 어혈에 가장 많이 사용되는 대표적인 처방으로, 과학적으로도 염증성 사이토카인 억제, 활성산소장애 억제, 염증성 일산화질소 억제, 동맥경화 진행 억제 등의 작용이 확인되었다.

가공부자정을 구하기 어려운 경우에는 대용으로 진무탕을 합방하는 것도 가능하다.

처방례 1: 물리요법과 스피로펜트Spiropent®(clenbuterol hydrochloride)로는 개선이 되지 않는 여성 증례에 대하여,

스피로펜트Spiropent®(clenbuterol hydrochloride 10ug) 4정, 2회 분복
보중익기탕 4포, 2회 분복

처방례 2: 스피로펜트Spiropent®(clenbuterol hydrochloride) 복용으로 동계가 발생하는, 월경통이 있는 여성 증례에 대하여,

BUP-4®(propiverine hydrochloride 20mg) 2정, 2회 분복
계지복령환 3포, 3회 분복

–수술요법

최근의 복압성 요실금에 대한 수술은 메쉬 테이프mesh tape로 요도를 들어 올리도록 치골 뒤를 통과하는 TVT식 요도 슬링sling 수술이나 이 테이프를 폐쇄공에 통과시켜 대퇴근부에서 나오게 하는 TOT식 요도 슬링 수술이 주류이며, 90% 이상의 증례에서 수술 후의 만족을 얻고 있다. 혼합성 요실금에 대한 슬링 수술에서는 복압성뿐만 아니라 절박성 요실금도 개선되는 경향이 있다. 마취는 국소침윤마취 또는 요추마취로, 수술시간은 20~30분으로 짧고, TOT식에서는 합병증도 거의 없기 때문에 약물요법이 성공하지 못하는 경우에는 조기에 수술요법을 선택하는 편이 좋다.

▪치료할 때의 조언

BUP-4®(propiverine hydrochloride)나 삼환계 항우울제는 일반 용량으로 효과가 불충분하더라도 증량함으로써 현저한 효과를 보이는 경우가 있기 때문에 구갈이나 변비 등의 부작용이 참을 수 있을 정도라면 시도해봐야 한다. 보중익기탕에 포

함된 당귀에는 배변 촉진효과가 있으며, 어느 정도의 구갈도 개선시킬 수 있기 때문에 이 한약을 1.5배량으로 병용하면 부작용에도 좋은 경우가 있다.

골반저근육 운동 등의 물리요법과 약물요법으로 효과가 없다면 수술요법을 선택한다. 하지만 수술을 결정내리지 못하는 증례에서는 한약을 몇 개월 병용하여 경과를 관찰하는 경우가 있다.

마른 편인 사람의 복압성 요실금의 경우는 일종의 노화현상으로 보는 것도 가능하다. 한방적으로 노화는 비신양허脾腎兩虛와 어혈의 축적을 생각해볼 수 있기 때문에 BUP-4® 등의 효과가 불충분한 경우에 한약의 병용을 지속해볼 가치가 있다.

한약을 지속함으로써 BUP-4® 등의 효과가 점차 높아질 가능성도 있기 때문에 수술을 결정내리지 못하는 증례에서는 꾸준히 한약의 병용을 지속해보면 좋다. 이 목적으로 지속하는 것에는 보비補脾효과가 있는 보중익기탕을 중심으로 하고, 냉증이 강하다면 보신補腎효과가 있는 진무탕을 보중익기탕에 합방하거나, 어혈 증상을 수반하는 경우에는 계지복령환을, 더하여 냉증이 강하다면 계지복령환가부자桂枝茯苓丸加附子(가공부자정을 더할 수 있음)를 합방하면 좋다. 진무탕 등의 부자제附子劑는 소량(1포를 밤에 복용하거나, 하루에 2포를 2회로 나누어 분복)으로 시작하여 2~3일부터 일주일 단위로 증량하고, 냉증이 풀리면 감량하는 등 용량조정이 필요한 경우가 많기 때문에 냉증의 개선뿐이라면 부자제(부자를 함유한 처방)를 합방하는 것보다 가공부자정을 추가하는 편이 간편하여 사용하기 쉽다.

복압성 요실금의 경우는 하반신의 근력저하가 있으며, 다양한 원인이나 유인誘因이 얽혀 있는 경우가 많기 때문에 양약과 한약을 적극적으로 병용해도 좋은 질환이라고 생각된다. 울혈이나 월경통 등 골반내 염증이 강하다면 계지복령환이나 장옹탕을, 기허나 위장허약이 두드러진다면 보중익기탕 등을, 냉증이 강할 때는 진무탕이나 가공부자정을 필요에 따라 조합하여 사용해보면 좋을 것으로 생각된다.

역자 주

2013년에 발표된 Cochrane review에서는 복압성 요실금에 대한 침치료의 근거를 검토한 결과, 소규모 무작위 대조군 연구 1편만이 포함기준에 부합했으며, 해당 연구의 비뚤림 위험이 높고 치료율도 약물치료midodrine와 유의한 차이가 없었기 때문에 침치료의 효과를 결정할 만한 근거가 충분하지 않다고 결론을 내렸다.

참고문헌: Wang Y, Zhishun L, Peng W, Zhao J, Liu B. Acupuncture for stress urinary incontinence in adults. Cochrane Database Syst Rev. 2013 Jul 1;(7):CD009408.

요실금에 대한 비약물요법으로 전기자극은 그 임상적 근거가 축적되고 있다. 임상연구를 통해 질 또는 항문에 삽입된 전극을 사용한 전기자극은 특히 배뇨근 과활동성detrusor overactivity을 감소시키면서 복압성 요실금에 장단기적인 효과를 발휘한다는 것이 보고되었다.

참고문헌: Yamanishi T, Yasuda K, Sakakibara R, Hattori T, Suda S. Randomized, double-blind study of electrical stimulation for urinary incontinence due to detrusor overactivity. Urology. 2000 Mar;55(3):353-7.

참고문헌: Yamanishi T, Yasuda K, Sakakibara R, Hattori T, Ito H, Murakami S. Pelvic floor electrical stimulation in the treatment of stress incontinence: an investigational study and a placebo controlled double-blind trial. J Urol. 1997 Dec;158(6):2127-31.

하복부 또는 요천추부에 시행하는 전기침치료도 전기자극과 유사한 개념으로 사용될 수 있다. 2017년에 발표된 다기관, 무작위 대조군 연구에서는 482명의 참가자를 대상으로 6주 동안 중료와 회양에 전기침치료를 시행한 결과, 거짓 전기침치료에 비해 유의하게 참가자들의 소변 누출량과 요실금 삽화 빈도를 감소시키는 것으로 보고되었다. 저자들은 고찰을 통해 전기침치료가 골반저 근육을 강화하며, 골반저 근육의 신경재지배reinnervation를 촉진시킬 수 있다고 제안했다. 특히 해부학적으로 볼 때, 중료를 통해 S3 신경을, 회양을 통해 음부신경pudendal nerve을 자극시킬 수 있다고 고찰했다.

참고문헌: Liu Z, Liu Y, Xu H, He L, Chen Y, Fu L, Li N, Lu Y, Su T, Sun J, Wang J, Yue Z, Zhang W, Zhao J, Zhou Z, Wu J, Zhou K, Ai Y, Zhou J, Pang R, Wang Y, Qin Z, Yan S, Li H, Luo L, Liu B. Effect of Electroacupuncture on Urinary Leakage Among Women With Stress Urinary Incontinence: A Randomized Clinical Trial. JAMA. 2017 Jun 27;317(24):2493-2501.

2016년에 발표된 복압성 요실금 여성 환자 42명을 대상으로 시행한 무작위 대조군 연구에서도 위 임상연구와 동일한 혈위에 전기침치료를 시행하여, 거짓 전기침치료에 비해 전기침치료가 유의한 개선효과를 발휘했다고 보고했다.

참고문헌: He E, Chen Y, Tian H, Zhao J. Effective observation of electroacupuncture with different courses for female stress urinary incontinence. Zhongguo Zhen Jiu. 2016 Apr;36(4):351-4.

특히 JAMA에 발표된 임상연구는 간호계의 저명한 저널인 American Journal of Nursing에도 소개가 되었는데, "침치료는 복압성 요실금 여성에서 수술을 고려하기 전에 탐구해볼 가치가 있습니다.(Acupuncture may be worth exploring before surgery is considered in women with stress urinary incontinence.)"라고 강조되었다.

참고문헌: Rosenberg K. Electroacupuncture is Beneficial in Women with Stress Incontinence. Am J Nurs. 2017 Oct;117(10):61-62.

현재 여성 복압성 요실금에 대한 전기침치료의 효과를 체계적으로 고찰하는 연구가 시행 중이기 때문에, 그 결과를 기대해볼 만하다.

참고문헌: Huang W, Li X, Wang Y, Yan X, Wu S. Electroacupuncture for women with stress urinary incontinence: Protocol for a systematic review and meta-analysis. Medicine(Baltimore). 2017 Dec;96(49):e9110.

복압성 요실금 치료에는 뜸치료도 고려할 수 있다. 중국에서 발표된 무작위 대조군 연구에서는 복압성 요실금 환자에게 케겔운동을 단독으로 시행하거나, 케겔운동과 함께 뜸치료를 시행한 결과 치료율과 유효율이 모두 뜸치료를 병행한 군에서 높았다고 보고했다.

참고문헌: Hu D, Deng P, Jiao L, Xiong J, Xie DY, Chen RX. Clinical Observation of Heat-sensitive Moxibustion Combined with Kegel Exercise Therapy for Female Stress Urinary Incontinence. Zhen Ci Yan Jiu. 2017 Aug 25;42(4):338-41.

한약치료로는 인삼, 계지 등의 한약재나 옹력통교낭翁瀝通膠囊 등 중약의 효과가 보고되고 있지만, 침치료 연구가 더 활발한 편이다.

참고문헌: Chen YH, Lin YN, Chen WC, Hsieh WT, Chen HY. Treatment of stress urinary incontinence by ginsenoside Rh2. Am J Chin Med. 2014;42(4):817-31.

참고문헌: Chen YH, Lin YN, Chen WC, Hsieh WT, Chen HY. Treatment of stress urinary incontinence by cinnamaldehyde, the major constituent of the chinese medicinal herb ramulus cinnamomi. Evid Based Complement Alternat Med. 2014;2014:280204.

참고문헌: Xiao DD, Lv JW, Xie X, Jin XW, Lu MJ, Shao Y. The combination of herbal medicine Weng-li-tong with Tolterodine may be better than Tolterodine alone in the treatment of overactive bladder in women: a randomized placebo-controlled prospective trial. BMC Urol. 2016 Aug 8;16(1):49.

참고로 2017년에 발표된 뇌졸중 후 요실금에 대한 침치료 임상진료지침에서는, 뇌졸중 후 요실금에 대한 침치료의 효과는 강한 근거를 가지는 것으로 분석하며, 구체적인 침치료 혈위와 방법을 제시하고 있으니 참고할 만하다.

참고문헌: Lee JW, Shin BC, Lee MS, Lim SM, Yoo JH, Cho CS, Moon SK, Yook TH, Joo JC, Lee EJ. Clinical Practice Guideline for acupuncture in Post-stroke urinary incontinence. J Sasang Constitut Med. 2017;29(4):317-325.

5 전립선비대증

전립선비대증은 전립선의 내선(이행부)의 비대(양성 과형성)에 수반된 하부요로증상으로 배뇨증상(세뇨, 요주저, 단축뇨尿線途絶), 축뇨증상(요의절박감, 야간 빈뇨) 및 배뇨 후 증상(잔뇨감)을 동반한다. 전립선은 남성 호르몬의 영향 하에 있으며, 정액의 액체성분을 생성하고 있다. 사춘기에 급격하게 성장하고, 그 후 30~40대까지는 천천히 성장하며, 전립선 전체가 20g(비중 약 1, 부피 $20cm^3$) 가까이 된다. 전립선 비대는 30대부터 시작되며, 60세 전후부터 전립선비대증이 발생한다. 조직학적으로는 전립선 조직의 양성 과형성이 80대에서 90%가 관찰되는데, 나이가 들어가면서 전립선의 부피가 반드시 증가하는 것은 아니다. 남성호르몬이 적어지면, 조직학적으로는 전립선 조직의 과형성이 있더라도 전립선 전체로 봤을 때는 작아지는 경우도 적지 않다.

▪병태

전립선 이행부의 간질에서 남성 호르몬의 영향을 받아, 세포의 과형성으로부터 결절(선종)이 발생하고, 이것이 선 증식을 유발하여 성숙한 비대결절로 발전된다. 전립선의 염증도 과형성에 중요한 역할을 하고 있다.[48] 교감신경계는 전립선의 과형성과 평활근의 긴장에 강하게 관련되어 있다.[49] 그 수용체는 α1이며, 유전자 단계에서는 α1a, α1b, α1d 라는 3가지 서브타입이 있는데, 비대결절에서는 α1a 또는 α1d가 우위를 점하고 있다.

---

48) 비특이적 만성 염증 상태를 한방에서는 어혈이라고 판단한다. 국소의 혈류가 정체되어 붓고 열감이 있는 통증 및 위화감을 발생시키는 상태로, 기체(氣滯)나 수체(水滯)(수독(水毒))를 수반하는 경우가 많다. 어혈의 대표처방은 계지복령환인데, 계지는 상반신의 호소증상이나 말초순환장애에 많이 사용되는 약재이다. 계지복령환 이상으로 구어혈(驅瘀血)작용이 있는 처방으로는 장옹탕이 있으며, 충수염이나 부인의 월경통 및 부속기염 등에 다용되기 때문에, 비뇨의학과에서도 사용해볼 가치가 있다.

49) 한방에서는 기상(氣象), 정신, 생활습관의 스트레스를 병인으로 보는 스트레스 의학이라고 할 수 있다. 셀리에(Selye)의 스트레스 학설에서 설명하는 교감신경 과긴장 상태의 모든 시기에 대처할 수 있는 한방처방들이 있는데, 작약과 감초를 포함한 처방류로 교감신경 억제성 척수신경 하행지를 부활시킬 수 있다. 감초 단독으로도 간의 스테로이드 대사(이화)를 억제하고, 당질·무기질 코르티코이드 작용을 지속시킨다.

전립선의 거의 중앙을 요도가 관통하고 있기 때문에, 요도를 둘러싸고 있는 전립선 이행부의 비대화는 요도를 협소화시켜 배뇨증상이 나타난다. 방광은 폐쇄된 방광처럼 되고, 방광 평활근 및 방광지각신경의 과민성이 유발되어 전립선비대증에서는 축뇨 증상도 나타난다. 요도유출 저항의 증대와 방광의 요배출력의 저하가 나타나면 잔뇨가 발생되고, 마침내 요폐[尿閉]와 같이 되어 신기능장애가 초래된다.

▪증상과 진단

하부요로증상이 있는 중·노년 남성 중에서 전립선이 비대해지는(20g 이상) 경우를 말한다(도표3-13). 전립선이 그다지 크지 않더라도 방광에 돌출된 타입의 비대에서는 증상이 뚜렷하다. 전립선비대증에서는 배출장애의 지표로서 잔뇨량을 측정한다(도표3-14). 방광염, 전립선염이나 드물게 전립선암에서도 동일한 증상을 보이는 경우가 있기 때문에 이러한 질환들과의 감별이 필요하다. 문진표로는 국제전립선증상점수(IPSS)와 QOL 척도(표3-3)가 다용되며, IPSS 점수가 7점 미만은 경증, 8~19점을 중등증, 20~35점을 중증이라고 한다. 전립선암의 합병 유무를 체크하기 위해, 전립선 특이항원[PSA]은 한번 측정해두어야 한다.

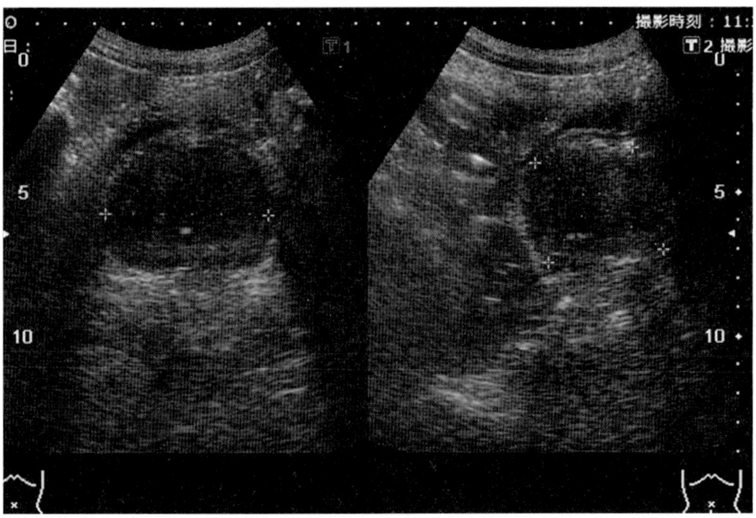

[도표3-13] **전립선비대증의 초음파 영상**

좌: 횡단면 영상, 우: 종단면 영상
비대된 전립선이 방광내로 돌출되어 있다.

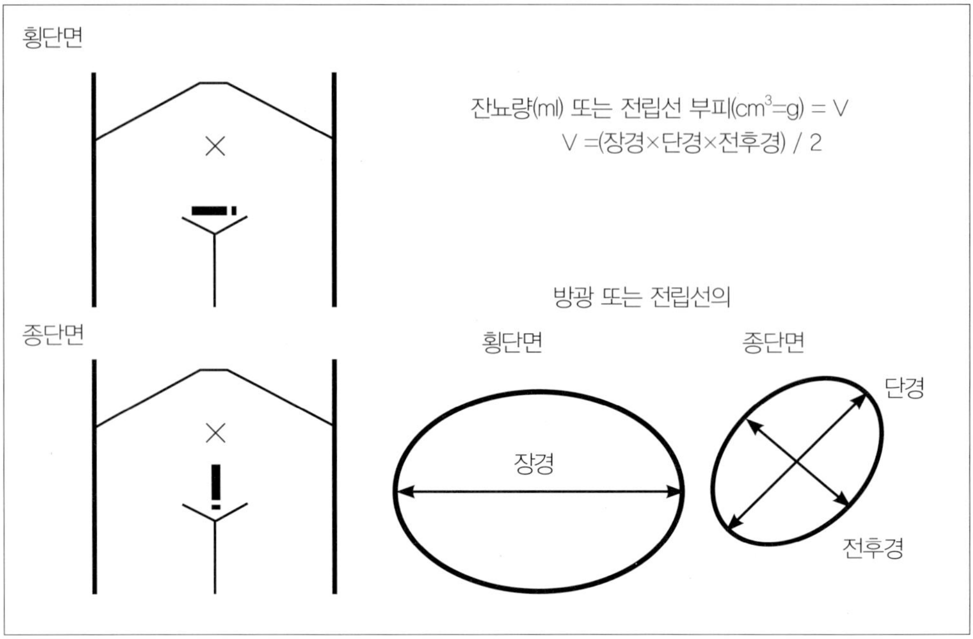

[도표3-14] 복부 초음파 검사를 통해 잔뇨량과 전립선 부피를 구하는 방법

■치료

–약물요법

• α1 차단제

전립선비대증에 적응이 있는 α1 차단제가 많은데, 고혈압에도 적응이 있어 전립선 선택성selective이 낮은 약제와 전립선 선택성이 비교적 높은 약제가 있다. 사용에 있어서는 모두 유용하며 오랫동안 앓아온 전립선비대증 치료의 제1선택약으로 사용할 수 있다. 전립선에 비교적 선택성이 높은 약제로는 α1a에 비교적 선택성이 높은 하루날Harnal®(tamsulosin hydrochloride, 0.2mg, 1회 분복), α1a에 선택성이 높은 유리에프Urief®(silodosin, 8mg, 2회 분복), 여기에 α1d에 선택성이 높은 플리바스Flivas®(naftopidil, 50~75mg, 1회 분복)가 있다. 플리바스Flivas®는 축뇨증상에 더 효과적이라는 보고가 많고, 전립선 이외에 중추신경계에의 작용을 통한 증상개선 효과가 있다. 고혈압도 있다면 고혈압에도 적응이 있는 α1 차단제를 단일 약제로 이용하는 것도 선택 중 하나이며, 전립선 선택성이 높은 α1 차단제와의 병용도 유용한 경우가 있다.

[표3-3] 국제전립선증상점수(International Prostate Symptom Score: IPSS)와 QOL 척도

IPSS(국제전립선증상점수)

어느 정도의 비율로 다음과 같은 증상이 있었습니까?	전혀 없음	5회에 1회 비율보다 적음	2회에 1회 비율보다 적음	2회에 1회 비율 정도	2회에 1회 비율보다 많음	거의 항상
최근 1개월 이내에, 소변을 본 후에 아직 잔뇨가 남아 있는 듯한 느낌이 있었나요?	0	1	2	3	4	5
최근 1개월 이내에, 소변을 보고 난 후 2시간 이내에 다시 한 번 보지 않으면 안 될 경우가 있었나요?	0	1	2	3	4	5
최근 1개월 이내에, 소변을 보고 있는 사이에 소변이 몇 번이고 중단된 적이 있었나요?	0	1	2	3	4	5
최근 1개월 이내에, 소변을 참는 것이 힘들었던 적이 있었나요?	0	1	2	3	4	5
최근 1개월 이내에, 소변의 세기가 약해진 적이 있었나요?	0	1	2	3	4	5
최근 1개월 이내에, 소변을 보기 위해 배에 힘을 준 적이 있었나요?	0	1	2	3	4	5
	0회	**1회**	**2회**	**3회**	**4회**	**5회**
최근 1개월 이내에, 밤에 잠이 들고 아침에 일어나기까지 보통 몇 번이나 소변을 보기 위해 일어났었나요?	0	1	2	3	4	5

합계 점

■ QOL 점수

	매우 만족	만족	대개 만족	뭐라고 말할 수 없다 (보통)	다소 불만족	싫다	매우 싫다
현재의 소변 상태가 이대로 변하지 않고 지속된다면, 어떨 것 같습니까?	0	1	2	3	4	5	6

• 5α 환원효소 억제제

이 약제에는 아볼브Avolve®[50](dutasteride, 0.5mg, 1회 분복)가 있다. 테스토스테론은 5α 환원효소의 작용을 받아, 디하이드로테스토스테론DHT으로 변환되는데, DHT는 활성도가 높고 전립선의 비대에 강하게 관여한다. 여기서 dutasteride를 통해 5α 환원효소를 저해하고, DHT를 감소시켜 전립선을 축소시킴으로써, 전립선 크기는 7할 정도가 된다. 혈청 테스토스테론의 저하는 없지만 혈청 PSA(전립선특이항원)는 약 50%로 저하되기 때문에 투여 전에 혈청 PSA를 측정하는 등 전립선암 유무의 평가를 시행할 필요가 있다.

• 항안드로겐제

항안드로겐제로는 합성 황체호르몬제인 프로스탈Prostal®(chlormadinone acetate, 50mg, 1~2회 분복)과 퍼세린Perselin®(allylestrenol, 50mg, 2회 분복)이 있다. 시상하부에 작용하여 LH 분비를 억제하고, 고환으로부터의 테스토스테론 분비를 억제하여 혈중 테스토스테론을 저하시킨다. 또한 5α 환원효소 억제제와 동일하게 전립선 크기를 7할 정도로 줄이며, 혈청 PSA는 약 50% 저하되지만 혈청 테스토스테론도 저하되기 때문에 여성화 유방, 성욕감퇴 및 성기능 장애가 관찰되는 경우가 있다.

• PDE5 억제제

PDE5(phosphodiesterase 5)는 음경 및 전립선 등 하부요로조직의 혈관에 존재하는 효소로, 혈관의 수축과 관련되어 있다. 잘루티아Zalutia®(tadalafil, 5mg, 1회 분복)는 PDE5 저해작용을 통한 혈관확장 작용으로, 전립선이나 요도, 방광의 혈류를 개선시켜 산소공급 수준을 증가시킨다. 그 결과, 요로상피로부터의 일산화질소NO 분비가 회복되고, 평활근 이완작용 및 지각신경 억제작용이 발현되어 하부요로증상이 개선된다고 생각되고 있다. 타달라필Tadalafil은 본래 성기능 장애 치료제이기 때문에 α1 차단제와 함께 새로운 전립선비대증 제1선택약이 될 수 있는 약제이다. 단, 협심증 치료제인 혈관확장제와의 병용은 더욱 강한 혈관확장 작용을 야기하기

50) 우리나라의 경우, 아보다트(Avodart)정이 더 대중적이다-옮긴이.

때문에 금기이다.

• **식물성 제제**

한약 이외에 전립선비대증에 적응이 있는 식물성 제제로는 쎄닐톤Cernilton®(Cernitin pollen extract 63mg, 4~6정, 2, 3회 분복)과 에비프로스타트Eviprostat®배합정ED®(3정, 3회 분복)가 있다. 에비프로스타트Eviprostat®배합정ED®는 1정 중에 Chimaphila umbellata extract 1mg, European aspen extract 1mg, Pasque flower extract 1mg, Equisetum arvense extract 3mg(refined) Wheatgerm oil 30mg이 함유되어, 항염증 작용 및 항산화 작용이 있다. 하부 요로기능에 대하여, 축뇨 시의 자발성 방광수축을 억제하여 빈뇨를 개선한다. 전립선비대증 환자에 대하여 요도저항을 저하시키고 방광 평활근의 긴장을 높임으로써 요배출을 원활하게 한다.

–한약을 통한 약물요법

전립선비대증의 보험 적응명을 가진 한약은 쯔무라제약의 팔미지황환뿐이지만, 배뇨곤란과 잔뇨감, 빈뇨 등의 보험병명을 사용하면 다른 제약회사의 팔미지황환도 이용이 가능하다. 이 외에 동일한 비뇨기 증상의 보험병명을 가진 처방에는 육미환, 우차신기환, 저령탕, 오림산, 용담사간탕, 청심연자음, 저령탕합사물탕이 있으며, 이들 모두 전립선비대증에 유효하다.

열거한 대로 방광염이나 과민성방광에서 예로 든 한약이 사용되는 경우가 많지만, 일반적으로 전립선비대증은 팔미지황환(6g/day, 7.5g/day, 9g/day으로 복용하는 엑기스제 3종과 60환/day로 복용하는 환제 1종 제품이 있다)과 우차신기환(7.5g/day, 3회 분복)이 다용되고 있다. 전립선비대증 환자는 요족腰足이 약하고, 배뇨장애를 수반하며, 체력이 저하된 노인이 많기 때문이다. 본래 한방에는 전립선비대증이라는 인식이 없기 때문에, 전립선의 상태 여하에 관계없이, 하부요로증상과 전신 상태에 따라 처방을 선택하고 있다(도표3–8, 부록 표2–1 p190~191).

병태의 설명 중에 전립선비대증의 진행에는 비특이적 염증과 교감신경계의 관여가 크다고 말했는데, 팔미지황환에는 비특이적 염증(어혈)을 개선하는 계지복령환

과 공통된 계지·복령·목단피가 함유되어 있어 소염효과를 기대할 수 있다.[51]

실제로 팔미지황환과 계지복령환은 당뇨병성 신증 모델 래트를 사용한 연구에서 최종당화산물 AGEs[52]를 유의하게 감소시켜 크레아티닌 청소율creatinine clearance과 단백뇨량을 유의하게 개선시켰다.[53]

전립선비대증에 대한 팔미지황환의 자각증상 개선효과는 중등도 및 수술을 바라지 않는 증례를 포함하여 70% 전후라는 보고가 많은데, 객관적 검사소견의 변화는 별로 인정되지 않고 있다.

–한약과 통상적 치료약물의 병용에 대한 고찰

경증에서는 한방 단독치료로 충분한 경우가 많지만, 일반적으로는 중등도 이상의 증상에 통상적인 전립선비대증 치료제를 우선하고, 효과가 불충분한 증례에 한약을 추가하여 사용하는 경우가 많을 것으로 생각된다.

하지만 전립선비대증의 치료는 장기간 지속되기 때문에 표치標治와 본치本治라고 하는 치료에 대한 한방적 개념을 기반으로 속효성이 있는 일반적 치료제로 증상개선을 도모하는 표치를 시행하고, 한약으로 전립선비대증을 조장하는 배경요인에 대처하는 본치를 시행한다고 생각해보는 것이 가능하다. 전립선비대증에 관여하는 어혈·만성 염증 및 스트레스, 냉증, 노화현상 등을 개선하는 한약을 처음부터 병용하는 표본동치標本同治[54]라고 하는 치료법이 좋지 않을까 생각된다.

▶팔미지황환

이 처방은 《금궤요략金匱要略》의 〈중풍역절병편中風歷節病篇〉(뇌졸중·통풍·관절 류마티

51) 팔미환에는 보험적응이 있는 환약(丸藥)이 있다. 목단피의 항염증 성분인 paeonol, paeoniflorin은 난용성(poorly-water soluble)이므로 목단피의 항염증 효과를 기대할 때는 생약분말로 만든 환약을 이용하면 좋다. 이 성분은 보험적응 엑기스제와 비교하여 우치다제약의 팔미환 환약 쪽에 더 많이 들어 있다.

52) 세포 내 산화 스트레스를 강하게 유도하고 비특이적 염증을 유발하여, 혈관장애와 암 증식에 강하게 관여되어 있으며, 탄 음식에 많이 포함되어 있는 물질로, 전신의 콜라겐이 변성하는 노화촉진물질로 주목을 받고 있다. 당뇨병의 합병증 중 대부분에 AGEs가 직접 작용하게 된다.

53) Takako Nakagawa, et al: A study of Kampo medicines in a diabetic nephropathy model. 和漢医藥學雜誌 vol.18-4: 161-168, 2001.

54) 제1장의 표본동치(標本同治) 설명을 참고(p.18)

스), 〈혈비허로편血痺虛勞篇〉(어혈에 의한 마비동통·심신권태·만성 피로), 〈소갈병편消渴病篇〉(구갈·다음·요붕증·당뇨병), 〈부인잡병편婦人雜病篇〉(부인병증)에 기재되어 있는 처방으로, 신, 비뇨기, 생식기 질환 및 허리 이하의 운동기 질환 등 신허[55]에 광범위하게 사용되고 있는 주요 처방이다. 장기간 복용하여 전신 상태를 개선하고 악화를 예방하는 것에 적합하다. 처방목표가 되는 대표적 증상(팔미환증八味丸證)에는 ①허리 및 하복부, 무릎이 나른하고 탈력감이 있으며(소복불인小腹不仁[56]), 동작이 둔하고, ②사지가 궐랭厥冷하여 차고, ③기면경향, 지력감퇴가 있는 경우와, ④이명이나 휘청거림이 있는 경우도 있고, ⑤손목의 맥이 침지沈遲[57]하고, 설색舌色은 담백淡白하며 설체舌體는 반대胖大하고, 설태는 없지만(무태無苔), 박백태薄白苔가 표면에 반들반들거리고 있는 경우가 많다. ⑥때로는 야간에 강한 손발의 홍조나 열감 또는 냉증이나 시림이 교대로 보이는 경우(신의 음양양허陰陽兩虛)도 있다.

팔미지황환의 구성약재는 8종류로, 지황·산수유·산약을 보신補腎의 '삼보三補'라고 하며 강력한 보신효과가 있다. 택사·복령·목단피를 청열리습淸熱利濕의 '삼사三瀉'라고 하며 소염·부종개선 효과가 있다. 계지·포부자炮附子를 합하여 '보양補陽'의 효과가 있어 냉증·시림·저체온을 개선한다. 이 보양하는 약재 2개를 제거한 것이 육미환으

---

55) 신허: 음양오행설의 목화토금수(木火土金水)라는 5개의 범주 중 수기(水氣)를 주로 작동하는 '신(腎)'이 약해져 있는 상태이다. 세포 수준, 조직 수준, 기관 수준, 인체 수준 각각의 차원에서 '신'이라는 작용을 개선하는 것을 보신(補腎)이라고 한다. 부분은 전체를 반영하고, 전체는 부분에 영향을 주는 동기상구(同氣相求) 라고 하는 법칙이 있는데, 같은 처방의 보신약이 피부의 기저층, 모발의 모근, 눈의 수정체, 인체의 요족(腰足), 신·비뇨생식기계, 귀의 내림프 등에 동시 작용하는 것으로, 피부의 비박화에 의한 노인성 피부소양을 개선한다거나, 백발이 검게 변한다거나, 모발이 굵어진다거나, 백내장의 진행을 억제한다거나(혈중 AGEs를 유의하게 저하시켜 백내장의 진행을 억제하는 작용이 확인되어 있음), 요족이 나른한 것을 잡는다거나, 혈청 크레아티닌 수치 및 방광기능·야간 배뇨가 개선된다거나, 조정기능(spermatogenesis) 및 대하(帶下)가 개선된다거나, 이명 및 어지럼증, 신허증이 있고 한방처방의 증과 부합한다면, 모든 차원의 전신 신허를 동시에 개선시키는 것이 가능하다.

56) 소복불인(小腹不仁): 제하(臍下) 단전의 복벽긴장이 약해 눌러도 저항이 느껴지지 않는 상태. 하복에 힘이 들어가지 않고, 다리를 잘 들어 올리지 못하겠다고 호소하는 경우도 있다.

57) 요골경상돌기 부분의 동맥으로, 강하게 누르지 않으면 박동이 만져지지 않는 맥을 침맥(沈脈), 느린 맥을 지맥(遲脈)이라고 하며 저체온 및 신진대사의 저하를 반영하고 있다.

로 야간에 홍조 및 소양감이 강한 신음허[58]에 사용하는 대표적인 처방이다.

팔미지황환은 신허(신양허[59])의 기본처방으로 전립선비대증 경향의 체질개선을 위해 장기간 복용시키는 경우가 많기 때문에 전신증상의 상황에 따라서 다른 약과 일시적으로 합방하는 경우도 있다. 냉증이 강하다면 인삼탕이나 가공부자(아코닌산 Aconinsan정®)를 합방하고, 원기·기력·식욕부진 등 비허脾虛에는 육군자탕이나 보중익기탕을, 감초를 복용했을 때 잘 붓는다면 감초를 포함하지 않는 보비제補脾劑인 복령음 또는 반하백출천마탕 등을 합방한다.

부종이 심하다면 오령산, 영계출감탕, 진무탕 등을 합방하거나 우차신기환 단미를 검토하는 경우도 있다(제2장 '한방에서 신腎의 개념과 팔미지황환' 참조).

▶우차신기환

팔미지황환에 우슬과 차전자를 더한 처방으로, 원전에는 신허[60]에 허리가 무겁고 다리가 부으며, 소변이 잘 나오지 않는 사람을 치료한다고 되어 있다. 팔미지황환을 이용해도 소변이 잘 나오지 않는 경우에 좋다고 하는 기술도 있다. 우슬은 소경활혈탕, 대방풍탕에도 포함되어 소염(구어혈驅瘀血), 진통효과가 있으며, 차전자는 청열(가벼운 소염), 이수利水(이뇨), 명목明目작용이 있고, 청심연자음이나 용담사간탕에도 포함되어 있다.

팔미지황환과 마찬가지로 손발이 쉽게 차고, 쉽게 피곤하며, 구갈, 부종, 침침한 눈, 하지통, 요통, 가려움증, 당뇨병 등이 있는 노인에 유효하며, 팔미지황환과 비교하여 하반신에 부종과 저림 및 통증이 더 현저한 경우에 적용된다.

한약의 기본적인 법칙으로, 구성약재 수가 증가될수록 적응증상의 범위가 넓어지지만, 개선효과는 약해지는 경향이 있기 때문에 처방이나 합방에 갈피를 못 잡

---

58) 신음허: 신의 음액(陰液)(혈: 영양 및 수(水): 윤기)의 부족. 구체적 증상으로는, ①오심번열(손바닥, 족저, 흉중의 열감), ②상열감·몸의 열감, ③머리의 휘청거림·어지러운 느낌, ④변비·경향·소변이 진함, ⑤야간의 구건·구갈, ⑥도한(침한), ⑦불면이 있음 중 3개 항목 이상이면 신음허로 판단한다.

59) 신양허: 신의 양기(기능) 부족. 증상으로는 ①추위를 탐·사지의 냉증·저체온, ②야간뇨, ③부종, ④소변이 연하고 투명함, ⑤숨참·말을 하기 싫어함, ⑥멍하며 의식이 뚜렷하지 않음, ⑦안색에 윤기가 없음, ⑧발기부전·유정(遺精)·유뇨(遺尿)(요실금) 등이 있으며, 이 중 3개 항목 이상이면 신양허로 판단한다.

60) 각주54. 신허 참조.

는 경우에는 가능한 한 적은 약재 구성 개수의 약을 선택하는 것이 효과가 좋은 경우가 많다.

▶용담사간탕

저령탕, 오림산, 용담사간탕, 청심연자음, 저령탕합사물탕에 대해서 제3장 방광염의 항목에서 소상히 기술한 것처럼 전립선비대증에 배뇨통이나 배뇨시 위화감을 수반하는 경우에 이 5가지 처방을 이용할 수 있다. 따라서 이들의 감별이 필요하게 되는데, 분명하게 배뇨장애 증상을 자각할 수 있는 경우에는 용담사간탕이 적용되는 경우가 많다. 하복부 근육에 긴장감(복력 중등도~강함)이 있고, 때때로 음부의 작열감 및 배뇨통 등이 있는 전립선염이나 만성 방광염, 여성의 질염 등 비뇨생식기계의 염증을 수반하는 모든 질환에 광범위하게 사용할 수 있는 처방이다.

전립선비대증의 경우 배뇨시 통증 및 위화감이 강한 경우에는 팔미지황환 등의 장기 처방에 일시적으로 합방해도 좋다.

엄지발가락부터 종아리와 허벅지 내측을 통과하여 음부, V라인을 통과해 좌우의 늑골궁 하외측으로 향하는 궐음간경厥陰肝經이라고 하는 경락 상에 습진 등의 병변을 수반하는 경우도 있는데, 이때 특히 유효하다.

▶계지복령환

전형적인 어혈[61] 체질에 광범위하게 이용되는 처방으로, 어지럼증, 두통, 상열감, 동계, 하복부 압통(소복구급小腹拘急[62]), 어깨결림, 수족 말단의 냉증, 피부염, 피하출혈, 치출혈 등을 수반하는 경우에 유효하다. 만성화된 전립선염 등에 다른 한약과 병용하여 사용하는 경우도 있다.

처방명으로 되어 있는 계지와 복령을 합하면, 어지럼증, 두통, 상열감, 동계, 불안감의 개선에 유효하며, 도인, 목단피, 작약은 어혈에 의해 발생된 종창·동통 등 만

61) 각주46 참조.

62) 소복구급(小腹拘急): 하복부에 압통과 저항이 인정되는 상태로, 어혈의 경우에 출현하는 증상이다. 좌하복부 압통은 계지복령환(계피; 복령; 도인; 목단피; 작약)을 사용하는 경우에, 우하복부 압통은 장옹탕(의이인; 도인; 목단피; 과자(瓜子))을 사용하는 경우에 많고, 팔미지황환을 사용할 경우에도 출현한다.

성 염증을 개선한다. 계지에는 IL-1 등 염증성 사이토카인을 억제하여 염증을 억제하는 효과가 확인되어 있다.

▶청심연자음

하부요로증상은 팔미지황환과 유사하지만, 혀에 백태白苔가 아닌 박황태薄黃苔가 인정된다. 이런 혀의 소견을 본다면 위장허약으로 속이 쉽게 더부룩해지며, 쉽게 피로하고, 식후에 노곤하여 졸린 등의 비허脾虛증상과 관련되어 있는지 확인해보면 좋다. 팔미지황환의 경우는 신양허이기 때문에 그다지 이야기를 하려고 하지 않는 사람이 많은 반면 청심연자음에서는 정신적인 불안이나 불면, 건망 등 부정수소不定愁訴가 많은 경향이 있다.

위장허약이 확실하지 않은 경우 먼저 팔미지황환을 처방하고, 위통 및 속 더부룩함이 발생된 경우에 이 처방으로 전환하거나 냉증을 쉽게 느낀다면 진무탕으로 바꾸어 경과를 관찰하면 좋다.

처방례 1: 전립선이 상당히 비대하고, α1 차단제만으로는 개선이 불충분할 경우

하루날Harnal®(tamsulosin hydrochloride 0.1g) 1정, 1회 분복
아볼브Avolve®(dutasteride 0.5mg) 1캡슐, 1회 분복
팔미지황환 3포, 3회 분복

처방례 2: 야간뇨가 있으며, 당뇨병도 있는 경우

플리바스Flivas®(naftopidil 50mg) 1정, 1회 분복
우차신기환 3포, 3회 분복

처방례 3: α1 차단제만으로는 잔뇨량이 충분하게 감소하지 않고, 과민성방광의 개선도 불충분한 경우

유리에프Urief®(silodosin 4mg) 2정, 2회 분복
베타니스Betanis®(mirabegron 50mg) 1정, 1회 분복
우차신기환 3포, 3회 분복

–수술요법

전립선비대증의 수술요법으로는 내시경수술이 주로 시행되며, 경요도적 전립선 절제술(TURP) 이외에도 다양한 내시경 수술기법이 고안되어 양호한 수술성적이 보고되고 있다. 보존적 요법으로 증상 개선이 만족스럽지 못한 경우에는 수술요법을 선택한다.

■치료할 때의 조언

전립선비대증에 PDE5 억제제(잘루티아Zalutia®: tadalafil)를 사용할 수 있게 되면서 $\alpha 1$ 차단제와 함께 잘루티아Zalutia®가 제1선택약 후보 중 하나가 되었다. 과민성방광이 있는 경우에는 잔뇨가 있다면 다소 요도 이완작용이 있는 베타니스Betanis®(mirabegron)가 안전하며, 잔뇨가 없다면 항콜린제의 병용도 문제없다.

그러나 $\alpha 1$ 차단제나 잘루티아Zalutia®를 투여해도 잔뇨가 있고, 베타니스Betanis®나 항콜린제를 병용해도 과민성방광 상태의 개선이 불충분한 경우가 있다. 이런 경우에 우브레티드Ubretid®(distigmine bromide, 5mg)나 팔미지황환 및 우차신기환의 병용이 잔뇨의 감소와 과민성방광 상태의 개선 모두에 효과를 발휘하는 경우가 있다. 항콜린제는 축뇨 시에 작용하고, 우브레티드Ubretid®는 배뇨 시에 작용하는 것이기 때문에 잔뇨가 100ml 전후 또는 그 이상이라면 항콜린제와 우브레티드Ubretid®의 병용이 효과를 발휘하는 경우가 있다. 다만 잔뇨가 적은 경우에는 우브레티드Ubretid®의 병용이 오히려 빈뇨나 과민성방광 상태를 악화시키므로 망설여질 때는 팔미지황환 또는 우차신기환, 청심연자음을 병용하여 그 양상을 보는 편이 좋다(도표 3–9).

역자 주

전립선비대증도 한방치료를 고려해볼 수 있는 비뇨기질환이다. 2017년 〈PlosOne〉에 발표된 체계적 문헌고찰에서는 전립선비대증에 대한 침치료의 효능을 분석했는데, 8편의 무작위 대조군 연구를 분석한 결과, 침치료는 거짓 침치료에 비해 단기간(4~6주) 치료에서 IPSS 점수와 Qmax를 유의하게 개선하는 효과를 보였다.

참고문헌: Zhang W, Ma L, Bauer BA, Liu Z, Lu Y. Acupuncture for benign prostatic hyperplasia: A systematic review and meta-analysis. PLoS One. 2017 Apr 4;12(4):e0174586.

특히, 북경중의약대학에서 발표한 무작위 대조군 연구에서는 60명의 전립선비대증 환자를 무작위로 전기침치료군과 양약치료군으로 분류하여, 6주 동안 중극과 곡골에 전기침치료를 시행하거나 양약tamsulosin hydrochloride sustained-release capsules을 투여한 결과, 전기침치료는 양약치료에 비해 IPSS 개선과 성호르몬 조절에 더 유의한 효과를 보였다.

참고문헌: Zheng R, Hu H. Impacts of electroacupuncture on benign prostatic hyperplasia and the levels of estrogen and androgen in patients. Zhongguo Zhen Jiu. 2017 Jun 12;37(6):599-602.

한약은 침치료에 비해 상대적으로 수준이 높은 연구는 아직 부족한 편인데, 인삼, 백수오, 익모초, 뇌공등 등의 한약재와 팔물탕 등의 한약을 연구한 실험실 연구가 존재한다.

참고문헌: Kim SK, GyuKo I, Park HJ, Chung JH, Cho KB, Kwon OY, Park KH, Ahn YS, Park CG, Kim YO. Effects of Panax ginseng on the nerve growth factor expression in testosterone induced benign prostatic hyperplasia. Saudi J Biol Sci. 2018 Jan;25(1):66-70.

참고문헌: Lee G, Shin J, Choi H, Jo A, Pan S, Bae D, Lee Y, Choi C. Cynanchum wilfordii Ameliorates Testosterone-Induced Benign Prostatic Hyperplasia by Regulating 5α-Reductase and Androgen Receptor Activities in a Rat Model. Nutrients. 2017 Sep 27;9(10).

참고문헌: Miao M, Tian S, Bai M, Xiang L, Gao J. Effect of Motherwort total alkaloids on the prostate hyperplasia mice model of pathological changes of related tissue morphology induced by the fetal urogenital sinus implants. Saudi Pharm J. 2017 May;25(4):601-606.

참고문헌: Wang YR, Xu Y, Jiang ZZ, Zhang LY, Wang T. Triptolide reduces prostate size and androgen level on testosterone-induced benign prostatic hyperplasia in Sprague Dawley rats. Chin J Nat Med. 2017 May;15(5):341-346.

참고문헌: Eom JH, Cheon SY, Chung KS, Kim MD, An HJ. Bawu decoction(八物湯) ameliorates benign prostatic hyperplasia in rats. Chin J Integr Med. 2017 Aug;23(8):611-616.

중국에는 융폐서교낭癃閉舒膠囊 등 전립선비대증 치료를 위해 개발된 중성약에 대해 대규모, 다기관, 이중맹검, 무작위 대조군 연구를 보고하고 있다.

참고문헌: Song CS, Guo J, Chang DG, Chen L, Zhang R, Zhao JY, Wang F, Zhang Q. Effect of Longbishu Capsule(癃閉舒膠囊) plus doxazosin on benign prostatic hyperplasia: A randomized controlled trial. Chin J Integr Med. 2014 Nov;20(11):818-22.

참고문헌: Chang DG, Li GS, Peng CH, Yu XJ, Zhang PH, Bi MS, Chen DA, You YD, Yang XZ. Longbishu Capsule combined with mesylate doxazosin: an efficacious therapy for benign prostatic hyperplasia. Zhonghua Nan Ke Xue. 2015 Feb;21(2):165-9.

특기할 만한 점으로, 전립선비대증에 대한 쏘팔메토Serenoa repens의 근거가 보완대체의학 쪽에서는 상대적으로 많이 축적된 편인데, 비록 사용은 안전하나 제품 품질에는 이질성이 높으며, 아직 그 효과가 일관되지 않게 보고되고 있다는 평가를 받고 있다.

참고문헌: Ooi SL, Pak SC. Serenoa repens for Lower Urinary Tract Symptoms/Benign Prostatic Hyperplasia: Current Evidence and Its Clinical Implications in Naturopathic Medicine. J Altern Complement Med. 2017 Aug;23(8):599-606.

6 전립선염

전립선염은 전립선염 증후군이라고도 불린다. 전립선 관련 영역에 통증을 비롯한 증상을 보이는 양성질환으로 정의되며, 관련 질환을 포함하는 것으로 간주된다. 전립선염의 원인에는 세균성과 비세균성이 있고, 세균감염 경로로는 전립선으로 향하는 상행성과 하행성 경로, 혈행성 또는 림프성 경로 등을 들 수 있다. 세균성에서도 비세균성에서도, 전립선염의 유인誘因으로는 전립선의 울혈을 초래하는 장시간의 자동차 운전 또는 자전거나 승마 등에 의한 회음부의 압박이나 자극, 음주, 성교, 삼첨판 폐쇄부전에 수반된 골반울혈상태 등을 들 수 있다. 경요도적 카테터 유치, 방광경 조작, 전립선 생검 등도 유인이 된다.

■병태와 진단

전립선염의 분류로는 NIH 분류가 사용되고 있다(표3-4). 전립선염은 일반적으로 직장수지검사를 통한 전립선의 압통 존재로 확진할 수 있다.

[표3-4] 전립선염의 NIH 분류

전립선염의 NIH 분류
카테고리 I: 급성 세균성 전립선염
카테고리 II: 만성 세균성 전립선염
카테고리 III: 만성 비세균성 전립선염(만성 골반내 통증증후군: CPPS)
–카테고리 IIIA: 염증성 CPPS
–카테고리 IIIB: 비염증성 CPPS
카테고리 IV: 무증상성 염증성 전립선염

•카테고리 I(급성 세균성 전립선염)

발열 및 오한·전율로 발증發症하고, 하복부 통증, 회음부 통증, 배뇨시 통증, 빈뇨, 배뇨곤란, 잔뇨감 등이 강한 하부요로증상을 보인다. 전립선비대증을 수반하고 있다면 요폐가 되는 경우도 있다. 소변 및 전립선액에 세균이 인정된다.

• **카테고리 II(만성 세균성 전립선염)**

장기간 지속되는 경도부터 중등도의 하부요로증상으로, 재발성 요로감염증의 기왕력이 있는 경우가 많다. 소변 및 전립선액에 세균이 인정된다.

• **카테고리 III(만성 비세균성 전립선염)**

카테고리 II(만성 세균성 전립선염)와 같은 양상의 증상을 보이지만, 소변 및 전립선액에 세균이 인정되지 않는다. 전립선에 압통이 있고, 전립선 마사지 후의 소변에 백혈구 수의 증가가 있다면 카테고리 IIIA(염증성 CPPS)가 되고, 백혈구수의 증가가 없다면 카테고리 IIIB(비염증성 CPPS)가 된다. 클라미디아 감염 등의 배양이 곤란한 미생물의 감염도 생각해볼 수 있다. 난치성인 경우가 있고, 통증이 심하면 QOL이 저하되어, 간질성방광염과의 감별이 곤란하게 된다.

• **카테고리 IV(무증상성 염증성 전립선염)**

전립선의 염증에 수반된 증상은 없지만, 전립선 생검이나 수술에서 적출한 전립선 조직에 병리학적인 염증소견이 인정되는 경우에 분류된다.

전립선염의 다수는 만성 전립선염으로, 빈뇨, 잔뇨감, 배뇨곤란 등의 일반적인 하부요로증상을 보이지만, 세균성에서는 배뇨시 통증이 강하고, 방광염처럼 발증 시기가 비교적 분명하다. 만성 전립선염은 젊은 성인에서도 발증하며, 경요도적 방광유치 카테터의 기왕이나 음주 후에 증상이 악화된다는 것 등의 문진으로 어느 정도 추측할 수 있다.

급성 전립선염은 경요도적 방광 유치 카테터, 방광경 검사, 전립선 생검 등의 후에 고열과 배뇨시 통증을 수반하는 현저한 하부요로증상을 보인다. 급성과 만성 모두 전립선에 압통이 있는 것으로부터 진단이 가능하지만, 급성 전립선염의 경우에 전립선을 강하게 누르면 전립선의 세균이 혈액 속으로 확산되어 균혈증을 일으킬 수 있기 때문에, 전립선의 압통 유무의 확인은 신중하게 행해져야 한다. 전립선염에서는 초음파 검사에서 종종 전립선 결석이 인정되어, 전립선 내에 저에코와 고에코가 산재하고 있는 경우가 많다(도표3-15).

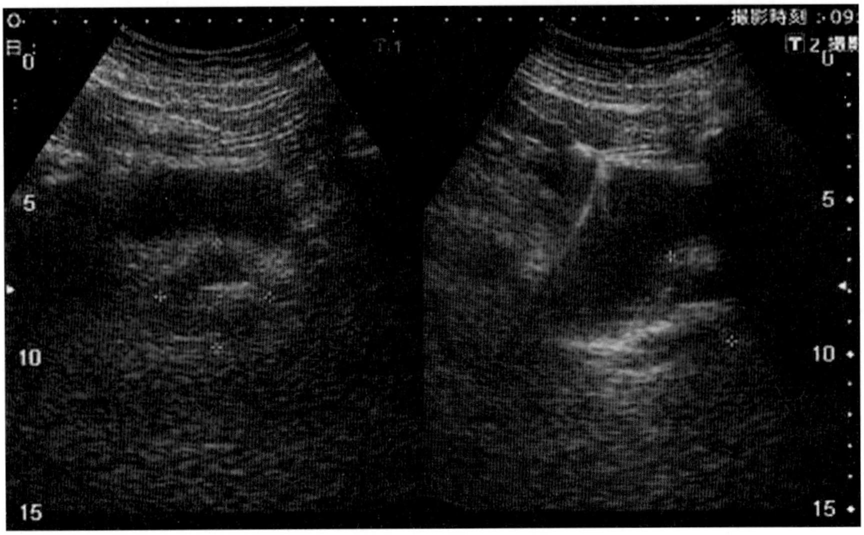

[도표3-15] **만성 전립선염의 초음파 영상**

좌: 횡단면 영상, 우: 종단면 영상
전립선의 내막과 외막을 구분 짓는 사상砂狀의 결석(화살표)이 침착되어 있다.

▪치료

–일반적 약물요법

세균성 전립선염의 경우에는 항생제를 중심으로 한 치료가 적용된다. 급성 전립선염의 경우에는 항생제의 정맥내 투여를 통한 치료가 필요하다. 만성 세균성의 경우에는 전립선의 이행이 좋은 뉴퀴놀론new quinolone계 약물을 제1선택 약으로 하는데, 세균배양검사를 통해 감수성에 따른 치료를 진행하게 된다. 그러나 증상이 위중하지 않다면 일반적으로 정상적인 소변검사 소견을 보이더라도 전립선의 압통을 확인하고, 초진 시부터 세균배양검사 없이도 항생제 등의 투여를 시작하는 경우가 많다. 비세균성 전립선염의 경우나 세균성 전립선염의 항생제 치료에 더하여 전립선염에 적응이 있는 약제로, 항염증 작용이나 항산화 작용이 있는 식물성 제제인 쎄닐톤Cernilton®(Cernitin pollen extract 63mg, 4~6정, 2~3회 분복)을 투여하거나 하부요로 증상에 대한 약물치료를 병행한다. 골반울혈 상태가 유인誘因중 하나로 생각되고 있기 때문에 혈관투과성 항진 억제제인 아도나Adona®(carbazochrome sodium sulfonate, 90mg, 3회 분복)도 효과적이다. 아도나Adona® 처방의 경우에는 보험적응과 관련하여 혈뇨 등의 진단이 필요하다.

–한약을 통한 약물요법

한방의학에서는 전립선이라고 하는 개념이 없기 때문에 전립선염의 증상을 기준으로 처방을 선택하게 되어 방광염에서 설명한 한약의 선택기준이 그대로 적용된다. 전립선의 부위는 궐음간경厥陰肝經이라고 하는 경락 위에 있으며, 태음비경太陰脾經과 소음신경少陰腎經 에 관련하는 부위이기 때문에, 간경肝經의 염증이라고 보면 용담사간탕이 제1선택약이 된다. 항생제가 없었던 시대에는 급성 전립선염이나 바르톨린선염 등이 이 처방으로 치료되었으며, 효과가 불충분한 경우에 다른 한약이 검토되었다.

▶용담사간탕

용담사간탕은 매독치료를 위해 기원후 1500년경에 고안된 처방으로, 음경부의 창瘡, 서혜부 림프절의 종창, 회음·음낭의 피부염, 농양, 궤양이 있거나, 배뇨통이나 고환통, 음순종통을 치료하기 위해 사용되어왔다.

용담사간탕의 의료용 한방 엑기스 제제는 6개 회사의 제품이 시판되고 있는데, 그중에서 코타로小太郎 한방제약(N76)의 제품만 약재구성이 다르며, 약재구성으로 볼 때 소염, 울혈 개선효과가 높을 것으로 생각된다. 본래의 용담사간탕은 당귀, 지황, 목통 각 5g, 황금, 택사, 차전자 각 3g, 용담, 산치자, 감초 각 1~1.5g의 약재구성으로, 나머지 5개 회사에서는 이와 같이 만들어지고 있다. N76제제의 경우 일관당一貫堂경험방으로 황련, 황백, 연교, 박하, 빈방풍浜防風, 천궁, 작약이 더해지고, 용담과 택사만 2g씩, 나머지 약재는 모두 1.5g으로 구성되어 있다. 강한 소염효과를 가진 황련과 황백, 연교, 그리고 작약과 천궁의 보혈·활혈(혈행개선) 작용이 더해져 있다. 즉, 가장 강력한 소염제인 황련해독탕과 보혈활혈약의 기본 처방인 사물탕의 구성약재가 모두 포함되어 있어 해독증 체질[63]을 개선한다.

황련해독탕은 출혈성 위염, 치은염, 심상성 좌창 등 출혈이나 미란糜爛, 배농, 발적, 종창을 수반한 강한 염증을 항생제 없이도 개선할 수 있다. 강한 항균작용이

63) 해독증(解毒證) 체질: 다이쇼(大正) 부터 쇼와(昭和) 초기에 활약한 후세파의 흐름을 이어받은 모리 도하쿠(森道伯, 一貫堂 의학의 창시자)에 의해 제창된 것. 결핵에 걸리기 쉬운 선병질 체질로, 거무스름한 피부를 갖고, 편도염이나 축농증, 만성 비염에 걸리기 쉽고, 체형은 마르고 근육질로, 시호청간산, 형개연교탕, (일관당의) 용담사간탕이 유효하며, 이 3개 처방 모두에 온청음의 약재가 포함되어 있다.

확인되어 있기 때문에 아토피를 시작으로 하여 다양한 염증에 사용될 수 있고, 온청음이나 시호청간탕 등 다양한 처방에 포함되어 있다.

그러나 황련해독탕 단독으로 1.5배 정도의 대량을 사용하면, 체온이 저하되고, 추위를 느끼게 되는 경우가 있다. 제약회사에 따라서 정제나 캡슐제가 있으며, 용량조정이 용이하기 때문에 냉증을 느끼는 경우는 적절히 감량을 지시하는 것이 안전하다.

▸저령탕

방광염에서 설명한 것처럼 혈뇨나 배뇨통을 수반하는 급성기 또는 미세혈뇨가 지속되는 경우에 적응이 된다. 통증이 강한 경우에는 용담사간탕이 좋지만, 통증이 감소하고 잔뇨감이 남은 경우에는 저령탕 등으로 전환할 수도 있다.

▸오림산

오림산은 화제국방和劑局方 에 기재된 처방으로, 오림산의 구성약재인 복령, 작약, 활석을 제거하고 용담으로 변경하여, 매독 등 회음부의 발적, 궤양, 통증 등에 사용한 것이 용담사간탕이라는 것을 생각해볼 때, 용담사간탕보다도 염증 증상이 가벼운 경우에 적용이 된다.

처방례 1: 전립선비대증이 있는 만성 세균성 전립선염으로 배뇨시 통증을 수반하는 증상이 악화된 경우

하루날Harnal®(tamsulosin hydrochloride 0.1g) 1정, 1회 분복
크라비트Cravit®(levofloxacin 500mg) 1정, 1회 분복
용담사간탕 3포, 3회 분복

처방례 2: 만성 비세균성 전립선염으로 일반적인 전립선염 치료의 효과가 불충분한 경우

아도나Adona®(carbazochrome sodium sulfonate 30mg) 3정, 3회 분복
우차신기환 3포, 3회 분복

▪치료할 때의 조언

만성 전립선염의 경우, 직장수지검사에서 전립선부의 열감을 느끼는 경우가 있다. 이러한 경우에 압통이 현저하면 세균성 전립선염이 의심되며, 사용하는 한약은 차게 하는 성분이 많은 용담사간탕이나 오림산을 적용한다. 한편 전립선부에 압통은 있지만 열감이 없는 경우에는 따뜻하게 하는 성분이 많은 팔미지황환이나 우차신기환을 적용한다. 만성 전립선염에서 목욕이 증상개선에 기여한다는 것이 알려져 있는데, 세균성이 아니라면 한약에서도 따뜻하게 하는 성분이 많은 처방을 선택한다.

급성기나 염증 증상이 강한 경우는 일반 치료제와 용담사간탕을 병용하고, 증상이 경감되었지만 아직 남아 있는 경우에는 오림산으로 바꾸어 압통이나 배뇨통이 소실될 때까지 지속하면 좋다.

다만, 3개월이 지나도 증상이 남아 있는 경우나 계절의 변화에 따라 증상이 재연되는 경우, 만성적으로 경과하고 있는 경우 등, 겨울에 악화된다면 따뜻하게 하는 보양補陽효과가 있는 팔미지황환이나 진무탕, 당귀사역가오수유생강탕(차갑게 하면 편두통이 발생되기 쉬운 경우나 동상에 좋은 처방) 등의 병용을 고려할 수 있다.

초봄이나 여름에 악화되는 경우는 울혈(어혈)이 영향을 끼치고 있을 가능성이 높아 구어혈제를 병용한다. 어혈증의 증상인 소복구급小腹拘急의 좌우차이에 따라 좌하복부의 압통이 있는 경우는 계지복령환을, 우측의 경우는 장옹탕, 변비가 있는 경우는 계지복령환에 가까운 도핵승기탕과 장옹탕에 가까운 대황목단피탕을 구분하여 사용한다. 도핵승기탕을 사용하는 경우보다 어혈이 강해 복만腹滿이 있는 경우에는 통도산, 치질이나 탈항, 음부 소양 등 항문주위의 울혈·혈행장애·염증을 수반하는 경우는 을자탕(대황 용량이 0.5g과 1g의 제제가 있음) 등을 사용한다.

정신적인 스트레스나 위장허약을 수반하는 경우는 대황이 포함되지 않은 쯔무라 시호가용골모려탕이나 청심연자음 등도 검토해보면 좋다.

역자 주

전립선염에 대한 한방치료는 주로 만성 전립선염/만성 골반통증증후군(chronic prostatitis/chronic pelvic pain syndrome), 즉 CP/CPPS에 대한 근거가 많은 편이다. 최근에 CP/CPPS에 대해 침치료가 안전하고 효과적이라는 결과를 보고하는 체계적 문헌고찰이 여러 편 발표되었다. 특히, 그중 한 편에서는 침치료가 거짓 침치료에 비해 치료반응, NIH-CPSI 점수, IPSS 점수에 있어 더 우월한 효과를 보이며, 약물치료에 비해서도 치료반응률이 유의하게 더 높기 때문에 CP/CPPS에 대한 표준 치료옵션으로 침치료를 고려할 수 있다고 고찰했다(Neurourol Urodyn, 2017). 그리고 또 다른 한 편에서는 NIH-CPSI 총점 개선에 있어서 전기침치료가 alpha-blocker보다 더 우수한 효과를 보였으며, 전기침치료/침치료가 CP/CPPS 치료에 권고될 수 있을 것으로 보인다고 고찰했다(Sci Rep, 2016).

참고문헌: Liu BP, Wang YT, Chen SD. Effect of acupuncture on clinical symptoms and laboratory indicators for chronic prostatitis/chronic pelvic pain syndrome: a systematic review and meta-analysis. Int Urol Nephrol. 2016 Dec;48(12):1977-1991.

참고문헌: Qin Z, Wu J, Zhou J, Liu Z. Systematic Review of Acupuncture for Chronic Prostatitis/Chronic Pelvic Pain Syndrome. Medicine(Baltimore). 2016 Mar;95(11):e3095.

참고문헌: Chang SC, Hsu CH, Hsu CK, Yang SS, Chang SJ. The efficacy of acupuncture in managing patients with chronic prostatitis/chronic pelvic pain syndrome: A systemic review and meta-analysis. Neurourol Urodyn. 2017 Feb;36(2):474-481.

참고문헌: Qin Z, Wu J, Tian J, Zhou J, Liu Y, Liu Z. Network Meta-Analysis of the Efficacy of Acupuncture, Alpha-blockers and Antibiotics on Chronic Prostatitis/Chronic Pelvic Pain Syndrome. Sci Rep. 2016 Oct 19;6:35737.

한약 연구는 상대적으로 부족한 편이지만, 면역 메커니즘과 관련하여 total glucosides of paeony, tripterygium wilfordiipoly glucosides, curcumin, geniposide, quercetin 등의 한약재 활성성분이 만성 전립선염에 적용될 수 있다는 적용 가능성을 보고한 연구가 있다.

참고문헌: Wang H, Zhou YC, Xue JG. Immune mechanisms of the active ingredients of Chinese medicinal herbs for chronic prostatitis. Zhonghua Nan Ke Xue. 2016 Jan;22(1):63-6.

■제시된 활성성분

1) total glucosides of paeony: 백작약
2) tripterygium wilfordiipoly glucosides: 뇌공등
3) curcumin: 강황
4) geniposide: 치자, 두충 등
5) quercetin: 연교, 시호, 상엽 등

■제시된 면역 메커니즘

1) 면역반응 및 T세포의 활성화와 증식을 억제하고, Th1/Th2 세포의 비율을 조절한다.
2) Treg의 발현을 상향조절하고, 환자의 내성tolerability을 향상시킨다.
3) NF-kB 인자의 활성화를 억제하고, iNOS의 방출을 감소시키며, NO, IL-2 및 기타 염증성 사이토카인의 방출을 감소시킴으로써, 면역반응을 억제하는 데 기여할 수 있다.
4) 염증반응 유도를 감소시키기 위해 MCP-1과 MIP-1α 등의 케모카인 생산을 억제한다.

7 부고환염

세균성과 비세균성, 급성과 만성의 부고환염이 있다. 급성 세균성 부고환염에서는 환측 정낭의 발적發赤, 정낭 내용內容의 종대와 현저한 압통을 볼 수 있다. 고환 염전과의 감별이 필요하다. 부분적 종창과 부분적 통증의 경우에는 고환수appendix testis나 부고환수appendix epididymidis 염전과의 감별이 필요한 경우도 있다. 감별이 곤란한 경우에는 시험적 수술을 시행한다. 만성 부고환염에서는 결핵성 부고환염을 염두하여 검사를 진행하게 된다. 비세균성인 것은 클라미디아 감염인 경우가 있다. 일반적으로 전립선염이 있고, 그곳으로부터 정관을 통해 감염·염증이 파급된 것이라고 생각된다.

▪치료

급성기에는 항생제의 정맥내 투여가 기본이 된다. 국소의 냉찜질도 효과적이다. 급성기가 지나 해열이 되었다면, 항생제를 경구제로 전환한다. 한약을 추가로 사용하는 경우에는 방광염이나 전립선염의 경우와 마찬가지이다.

처방례 1: 항생제 정맥내 투여로 급성기를 벗어난 후의 부고환염 치료

> 클라리스Klaris®(clarithromycin 200mg) 2정, 2회 분복
> 록소닌Loxonin®(loxoprofen sodium 60mg) 3정, 3회 분복[64]
> 오림산 3포, 3회 분복

▪치료할 때의 조언

치료 초기에는 용담사간탕을 사용하고, 급성기를 지나서 오림산을 병용하면 복령

64) 급성기부터 용담사간탕을 병용하면 록소닌(Loxonin®)은 돈복(頓服)으로 마치는 것이 가능하다. 록소닌(Loxonin®)등의 NSAID로 인해 위장이 손상되면 용담사간탕이나 오림산에 함유된 지황으로 인해 비교적 강한 속 더부룩함이 발생하여 한약의 지속이 곤란하게 되는 경우가 있는데, 이러한 경우에는 H2 blocker 또는 PPI를 병용하여 한약을 지속 투여할 수 있다.

과 택사, 차전자에 의해 염증성 부종이 재빨리 개선되고, 황금, 산치자로 소염 효과를, 지황으로 염증성 사이토카인 IL-1을 억제하고, IL-2를 증가시켜 세포성 면역을 높이며, 당귀로 국소의 혈행을 개선시켜 통증을 경감시키는 작용이 약리학적으로 확인되었다. 초기부터 항생제와 병용함으로써 록소닌Loxonin®의 사용량을 감량할 수 있고, 위장장애를 잘 초래하지 않게 된다. 통증이나 염증이 가라앉으면 불임증을 예방하기 위해 보중익기탕 등에 들어 있는 인삼과 황기를 함유한 삼기제蔘芪劑나 인삼 제제, 홍삼말, 여기에 지황을 포함한 보제補劑인 십전대보탕 등을 전신증상에 따라 선택하여 사용하면 좋다. 약리실험 데이터가 있으므로 부고환이나 고환의 재생을 촉진시키고, 위축을 예방할 가능성이 있다.

역자 주

다른 비뇨기질환에 비해 부고환염에 대한 한방치료 연구는 부족한 편이다. 하지만 이 질환에 대해서도 한방치료는 양방치료와의 협진을 통해 치료율을 높이는 치료옵션을 고려할 수 있을 것이다.

2010년 발표된 무작위 대조군 연구에서는 만성 부고환염 환자 64명을 대상으로 4주 동안 치료군에는 독활기생탕 가감방과 독사조신doxazosin을 병용하고, 대조군에는 독사조신만을 투여한 결과 CESI(Chronic Epididymitis Symptom Index)로 평가한 만성 부고환염 증상, 통증, 삶의 질이 모두 치료군에서 유의하게 더 크게 개선된 것으로 나타났다.

참고문헌: Zhou YC, Xia GS, Xue YY, Zhang XD, Zheng LW, Jin BF. Kidney-tonifying and dampness-expelling Chinese herbal medicine combined with doxazosin for the treatment of chronic epididymitis. Zhonghua Nan Ke Xue. 2010 Dec;16(12):1143-6.

8 음낭수종

영·유아의 음낭수종과 중·노년에 발증하는 음낭수종이 있다. 통증은 없지만 음낭 내에 체액이 저류하여 음낭의 종창이 있고, 위화감이 발생한다(도표3-16). 영유아의 음낭수종은 자연적으로 사라지는 것을 기대할 수 있지만, 음낭 내 액체의 증감을 반복하는 경우에는 음낭과 복강의 교통로를 차단하는 수술을 필요로 한다. 중·노년에 발증하는 음낭수종도 복강과 통하고 있는 경우가 있지만, 비교통성 음낭수종도 흔하다. 비교통성의 경우에는 음낭액 생산량과 흡수량의 균형이 어떠한 원인으로 인해 무너졌기 때문이라고 생각된다.

■치료

영·유아의 음낭수종이 사라지지 않는 경우에는 수술요법의 적응증이 된다. 중·노년에 발증한 것은 음낭액의 천자흡인을 시행하지만, 수회 반복된다면 수술요법을 고려할 수 있다. 한약으로는 방기황기탕이 있다. 방기황기탕은 살이 무르고 뚱뚱한 체질로 복력은 약하고, 하지의 부종이 있거나 단백뇨 또는 신염이 있는 경우에 보다 효과적이다(부록 표3, p194).

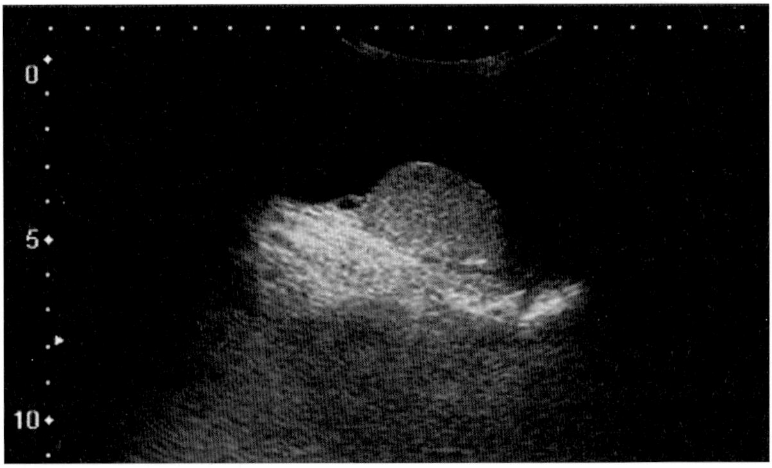

[도표3-16] **음낭수종의 초음파 영상**
음낭수종 내에 고환이 존재한다.

▶방기황기탕

방기황기탕은 《금궤요략金匱要略》 제2장 경습갈병痓濕暍病·맥증치脈證治 에 기재되어 있는 처방으로, 풍습風濕[65]으로 맥이 부浮하고[66], 몸이 무거우며, 한출이 있고 오풍惡風[67]하는 경우에 적응이 있다고 나와 있다. 발한 경향이 있는 체질(살이 무르고 뚱뚱한 체질뿐만 아니라, 조금만 움직여도 전신에 땀이 나는 허약체질)의 관절통, 관절부종에 사용되는 처방이다.

방기황기탕의 약재구성은 방기, 황기 각 5g, 출朮, 대조, 생강 각 3g, 감초 1.5g 인데, 출에는 창출을 사용한 제제와 백출을 사용한 제제가 있으며, 일본에서 많이 유통되고 있는 것은 창출 제제이지만, 원전인 《금궤요략金匱要略》에서는 백출이라고 기재되어 있기 때문에, 해외에서 방기황기탕이라고 하면 그것은 백출을 사용한 제제를 지칭한다.

창출과 백출의 차이에 있어서는,[68] 창출 제제의 오령산과 관련하여 아쿠아포린의 연구가 있으며, 염증성 수분통로water channel를 닫고, 국소 염증성 부종을 개선하여 소염의 효과가 나타난다고 알려져 있다.

또한 원전 그대로의 백출 오령산 쪽이 일본 독자의 창출 오령산보다도 탈수 시의 지뇨止尿효과가 높고, 수분조정(이수利水) 효과가 높다는 것이 약리실험으로 나타나 있다.[69] 이와 같이 원전에 사용된 것처럼 백출을 사용한 육군자탕과 일본 독자의 창출을 사용한 육군자탕이 있지만, 위장허약(기허)을 보하는 효과는 백출 제제가 우수했다는 보고가 있다.[70]

---

65) 풍습(風濕): 전신의 관절통으로 발열이 있고, 저녁에 악화되는 병태로, 땀을 내고 바람을 맞아 몸을 서늘하게 하여 이 병태가 생긴다.

66) 손목의 요골경상돌기 내측의 맥을 가볍게 촉지하여 박동이 느껴지는 상태, 체표의 통증이나 발열에 수반되어 표증(表證)이 있을 때 나타난다.

67) 오한의 가벼운 상태로, 바람을 쐬면 추워서 싫어하는 상태.

68) 창출의 약미(藥味)는 신(辛)·고(苦)·온(溫) 하여, 맛이 맵기 때문에 발표·발한 작용이 있고 통증 개선효과가 높지만, 이미 땀이 나고 있는(자한) 자에게는 금기이다. 백출의 약미는 감(甘)·고(苦)·온(溫), 맛이 달기 때문에 보비·지한 효과가 있고, 황기, 인삼과 함께 사용되어 강한 보비 작용과 지한 작용을 얻을 수 있다.

69) 〈蒼朮五苓散と白朮五苓散の藥理作用の比較檢討〉, 織田眞智子ほか, 和漢医藥學雜誌 17: 115-121, 2000.

70) 〈機能性ディスペプシアに對する漢方製劑, 六君子湯の臨床効果の比較檢討〉, 中島 修ほか, 医學と藥學 59(2): 235-240, 2008.

방기황기탕의 방기를 제거하고 출朮을 백출로 하여, 인삼, 당귀, 시호, 진피, 승마를 더하면 보중익기탕이 된다. 즉 방기를 제외한 황기, 백출, 대조, 생강, 감초는 침한寢汗 및 발한發汗 체질을 개선하는 약재 조합으로, 그 효과를 하반신으로 향하게 하기 위해 방기를 더한 처방이 방기황기탕이며, 보중익기탕과 동등한 침한寢汗을 개선하는 효과를 기대할 수 있고, 특히 하반신의 부종을 개선하는 효과가 우세하다. 이수利水효과가 높은 백출 제제인 방기황기탕 쪽이 맛이 맵지 않고, 향이 강하지 않기 때문에 영·유아의 음낭수종에 적합하다. 효과가 불충분한 경우에는 소아가 마시기 쉬운 백출 제제의 오령산을 합방함으로써 이수효과를 높여 음낭수종이 개선될 가능성이 있다. 중·노년에서 슬관절통을 수반하는 경우에는 창출 제제의 방기황기탕 쪽이 적합하다.

방기황기탕에는 단백뇨와 신염의 개선효과가 있는데, 이는 아쿠아포린 억제작용을 통한 염증성 부종개선과 황기의 AGEs[71] 감소효과로 인한 가능성이 높으므로, 당뇨병 등 AGEs가 상승되기 쉬운 중·노년층에는 적극적으로 황기 제제를 사용하면 좋다.

처방례 1: 중·노년의 음낭수종에 대한 한방치료

> 방기황기탕 3포, 3회 분복

■치료할 때의 조언

방기황기탕만으로 효과가 불충분한 경우, 구갈이 있을 때는 전신의 부종을 개선할 수 있는 오령산을 추가해보면 좋다. 아쿠아포린 억제효과가 강해지기 때문에 국소의 수종을 한층 더 개선되는 효과를 기대할 수 있다. 단, 몸이 차고 추위를 타며, 때때로 어지럼증 등을 수반하는 경우에는 1일 1포 정도로 소량의 진무탕을 병용하면 좋다.

---

71) AGEs: 단백질과 당이 마이야르 반응(Maillard reaction)으로 결합된 최종당화산물. 이 수용체와 반응하여 세포 내에 강한 산화 스트레스를 발생시켜 신염이 진행되는데, 천연물에서는 녹차와 황기에 AGEs를 감소시키는 작용이 있고, 약리실험에서 신기능 개선, 혈청 크레아티닌 저하효과가 확인되었다.

역자 주

음낭수종에 대해서도 한방치료의 효과를 입증하는 논문은 드물게 보고된 편이지만, 국내에서는 보중익기탕 가미방, 소양인 체질방, 오령산 합 방기황기탕 등을 사용하여 소아 또는 성인의 음낭수종을 개선한 증례보고가 있다.

참고문헌: Yang MR, Na WG, Park EJ, Lee JY. A Case Report of Hydrocele. The journal of Korean oriental pediatrics. 2002;16(1):171-80.

참고문헌: Kim MG, Choi JR, Bae HS, Park SS. A case study of hydrocele. Journal of Sasang Constitutional Medicine. 2003;15(1):123-8.

참고문헌: Kim EJ, Min SY, Kim JH. A Case Study of Contralateral Occurrence after Unilateral Repair of Hydrocele in Children. The journal of Korean oriental pediatrics. 2015;29(1):44-9.

또한 최근 일본 Kitasato University의 소아 외과팀이 발표한 후향적 차트리뷰에서는 소아에서 발생된 정삭 음낭수종spermatic cord hydrocele 회복에 대한 오령산의 효능을 검토한 결과, 이 처방이 음낭수종의 회복을 효과적으로 촉진할 수 있었다고 보고하고 있다.

참고문헌: Takeda N, Tanaka K, Watanabe E, Kakihara T, Watanabe M, Kawahara H. Efficacy of the traditional Japanese medicine goreisan for the resolution of spermatic cord hydrocele in children. Surg Today. 2018 Feb;48(2):175-179.

9 신결석증·요관결석증

요로결석은 상부요로결석(신결석, 요관결석)과 하부요로결석(방광결석, 요도결석)으로 나눌 수 있다. 이 진단은 결석이 위치한 곳에 따른 것으로, 결석 형성은 주로 신장에서 일어난다. 한약치료의 대상이 되는 요로결석은 상부요로결석이다. 신결석이나 요관결석에 대하여는 이뇨작용으로 결석 증대의 억제와 자연 배출을 기대하며 사용할 수 있다. 또한 요관에 머물러 있는 요관결석의 통증 대책으로도 사용할 수 있다. 요관결석은 자연 배출을 기대할 수 있는 크기라면 약물요법의 적응이 되지만, 그렇지 않은 경우에는 체외충격파쇄석술(ESWL)이나 내시경적 파쇄술(TUL, PNL) 등이 행해진다.

■치료

신결석의 크기 증대를 방지하고, 크기가 작다면 자연 배출을 기대하며 이뇨작용이 있는 우로카룬Urocalun®(Quercus salicina extract)이나 저령탕을 사용한다.

요관결석에 수반된 통증 발작에는 항콜린제나 평활근 이완제 등의 복용이 거의 효과가 없다. 통증에는 볼타렌Voltaren좌약®(diclofenac sodium 50mg, 1회 1개 삽입), 펜타딘Pentadin(pentazocine hydrochloride 15~30mg, 근육주사), 또는 펜타딘Pentadin(15mg, 근육주사)과 아타락스AtaraxP®(hydroxyzine pamoate 25mg, 근육주사)의 병용이 필요하다. 통증 발작 시에 정맥주사로 인해 이뇨상태가 되면 통증 제거가 지연될 가능성이 있다. 내복약으로는 요관의 연동운동항진을 억제하는 α1 차단제(일본에서는 요관결석에 적응 없음), 우로카룬Urocalun®(Quercus salicina extract), 작약감초탕 등을 사용한다. 자연배출을 기대할 수 있는 요관결석(장경 1cm 미만으로 작은 결석)이라면, 통증이 없을 때에는 저령탕 등 이뇨작용이 있는 한약도 이용한다(부록표3. p.196).

처방례 1: 크기가 작은 신결석이나 요관결석에 대하여 자연 배석을 기대하며,

우로카룬Urocalun®(Quercus salicina extract 225mg) 6정, 3회 분복
저령탕 3포, 3회 분복

처방례 2: 통증 발작시 주사제 이외의 치료

볼타렌Voltaren좌약®(diclofenac sodium 50mg) 1개
작약감초탕 1포 2포/회

효과가 없다면 3포까지 증량이 가능하지만, 가성 알도스테론증에 의한 혈압상승에 주의가 필요하다. 또한 작약에 의한 장관연동 촉진작용으로 배변 횟수가 증가하거나 대변이 묽어지게 되는 경우가 있다.

처방례 3: 통증 발작 후의 자연 배출을 기대할 수 있는 요관결석의 치료

저령탕 3포, 3회 분복
작약감초탕 2~3포, 2~3회 분복

▪치료할 때의 조언

작약감초탕에는 교감신경억제계 척수신경 하행지를 선택적으로 부활시켜 교감신경의 활동을 억제하는 효과가 있으며, 작약 6g+감초 6g에 의해 신경근 접합부 차단작용을 통한 강한 상승적 근이완 작용과 진정, 진통, 진경작용을 기대할 수 있어 갑작스럽게 발증한 경련성 근육통이나 복통에 현저한 효과가 있다.

저령탕은 혈뇨를 치료하지만, 진경·진통효과가 약하기 때문에 상부요관결석으로 자연 배출이 기대되는 경우에는 처음부터 작약감초탕과 합방하여 경과를 관찰하는 것이 가능하다. 단, 연속하여 복용하는 경우에 감초의 양이 1일 5g을 넘으면 가성 알도스테론증, 저칼륨혈증에 빠지기 쉽기 때문에 지속 복용할 경우 작약감초탕은 2포/일로 하여, 3포 중 여분의 1포는 통증 시에 돈복頓服하도록 지시하면 좋다.

덧붙이자면, 고타로小太郎 한방제약 만이 작약 5g, 감초 5g/일로 구성되어 후생노동성의 기준을 지키고 있는 제제이기 때문에 오래 복용할 필요가 있는 경우에 고려해보면 좋다.

저령탕에는 약리 데이터를 통해 결석 형성의 억제효과가 확인되어 있기 때문에 (제4장 저령탕 참조) 재발을 반복하는 경우에는 배석 후의 재발 예방에 유용하다.

역자 주

요관결석증에 대해서 국내에 호인삼금탕虎茵三金湯 또는 탁리소독음托裏消毒飮 합 용담사간탕 가미방을 활용하여 각각 성인과 소아의 요관결석을 치료했다는 증례보고가 있다. 이 분야에 대해서는 더 연구가 필요한 상황이다.

참고문헌: Seo YH, Jeon KO, Cho DH, Park MY, Kim JD, Shin HC, Bae JH, Park DI, Jung TY, Choi HY. Case Report: Clinical Observation on 1 Case Patient of The Urinary Calculus with Urinary Tract Infections. The Journal of Applied Oriental Medicine. 2007;7(1):21-6.

참고문헌: Jung JH, Kim MK, Oh JE, Ahn JS, Eun SH, Park GY, Lee HJ, Park EJ. A Case Report of a Child who has Urolithiasis with Urinary Tract Infections. The journal of Korean oriental pediatrics. 2009;23(3):1-8.

⑩ 발기부전

성기능(성욕, 발기, 성교, 사정, 극치감)의 장애 중 하나로, 최근에는 ED[erectile dysfunction]라고 불리는 경우가 많다. 성인 남성의 5~20%가 ED를 앓고 있다고 알려져 있으며, 고령화와 함께 증가하고 있다. 원인으로는 신체적 문제가 없는 심인성과 문제가 있는 기질성이 있고, 2가지 모두에 해당하는 혼합성도 있다. 기질성 ED는 혈관성, 신경성, 내분비성과 해부학적 ED로 분류된다. ED의 위험요인으로는 노화, 흡연, 고혈압, 당뇨병, 심혈관질환, 비만, 우울증, 하부요로증상, 만성 신장염, 각종 약제 등을 들 수 있다.

▪진단

국제발기기능점수(International Index of Erectile Function: IIEF)의 간이판인 IIEF-5 또는 이 설문 2~5에 0점의 선택지가 더해진 Sexual Health Inventory for Men(SHIM) [표3-5]를 통한 점수평가를 시행하며, 사정장애 등의 기타 성기능장애를 제외한다. 이후, 원인을 탐구한다(도표3-17).

▪치료

ED의 위험요인 개선과 합병증의 치료를 시행한다. 심인성의 경우에는 상담과 약물치료를 병행한다. 테스토스테론 저하의 경우에는 테스토스테론 보충요법이 있다. 약물요법으로는 PDE5(phosphodiesterase 5) 억제제인 비아그라[Viagra®](sildenafil citrate), 레비트라[Levitra®](vardenafil hydrochloride), 시알리스[Cialis®](tadalafil)가 있으며, 성행위 1시간 전에 복용한다. 유효율은 약 70%이며, 비교적 안전성이 높기 때문에 ED 치료의 제1선택약으로 이용할 수 있다.

[표3-5] 국제발기기능점수-5(International Index of Erectile Function-5: IIEF-5) 또는 Sexual Health Inventory for Men(SHIM)
SHIM은 IIEF-5의 설문 2~5에 0점의 선택지가 더해진 것이다.

환자분에게.
건강한 성性은 개인의 신체적 · 정서적 건강에 매우 중요한 부분을 차지하고 있습니다. 발기장애는 성 관련 호소 중에도 가장 흔한 것입니다. 발기장애에 대한 치료법은 많이 있습니다. 본 질문표는 당신과 당신의 주치의가 당신이 발기장애에 해당하는지 아닌지를 확실히 하여, 치료법을 검토하는 자료로 사용될 수 있습니다. 각 질문항목은 5~6개의 선택지로 되어 있어, 지금 당신의 상태를 가장 잘 나타내고 있는 항목을 한 개 선택하여 ○를 표시해 주십시오.

성기능문진표(IIEF-5)							
최근 6개월 동안.							
1. 발기를 지속할 자신감이 어느 정도 있었습니까?	0	매우 적음 1	적음 2	보통 3	높음 4	매우 높음 5	
2. 성적 자극으로 발기한 경우, 몇 번이나 삽입 가능한 정도의 발기 강도가 되었습니까?	성적자극이 한 번도 없었음 0	전혀 없음 또는 거의 없음 1	어쩌다가(절반보다 꽤 적은 횟수) 2	때때로 (절반 정도) 3	거의 매회 (절반보다 꽤 많은 횟수) 4	매회 또는 거의 매일 5	
3. 성교 중, 삽입 후 몇 번이나 발기를 지속하는 것이 가능했습니까?	성교 시도가 한 번도 없음 0	전혀 없음 또는 거의 없음 1	어쩌다가(절반보다 꽤 적은 횟수) 2	때때로 (절반 정도) 3	거의 매회 (절반보다 꽤 많은 횟수) 4	매회 또는 거의 매일 5	
4. 성교 중에, 성교를 마칠 때까지 발기를 지속하는 것이 얼마나 곤란했습니까?	성교 시도가 한 번도 없음 0	대부분 곤란 1	꽤 곤란 2	곤란 3	약간 곤란 4	곤란하지 않음 5	
5. 성교를 할 때, 몇 번이나 만족스럽게 성교가 가능했습니까?	성교 시도가 한 번도 없음 0	전혀 없음 또는 거의 없음 1	어쩌다가(절반보다 꽤 적은 횟수) 2	때때로 (절반 정도) 3	거의 매회 (절반보다 꽤 많은 횟수) 4	매회 또는 거의 매일 5	

21점 이하라면 발기장애를 의심해볼 수 있습니다. 주치의와 상담해 주세요.

합계점수 　　　점

발기장애(ED)의 호소

↓

병력(SHIM*1을 통한 점수평가를 포함)
사정장애 등의 기타 성기능장애를 제외

↓

원인을 탐구(치료가 가능한 원인과 그렇지 않은 원인)
바꿀 수 있는 위험요인의 파악
정신사회적인 상태의 파악

↓

신체소견: 성선기능저하의 의심*2 / 심혈관 신경학적 이상의 체크
음경의 변형 / 전립선의 상태 체크

↓

검사 데이터: 수시로 혈당수치 또는 소변검사 등

[도표3-17] ED진단의 flow chart

*1 SHIM: Sexual Health Inventory for Men.
*2 성선기능저하가 의심되는 경우→유리 테스토스테론 수준 측정(오전 중에 채혈)
(日本性機能學會ED診療ガイドライン2012年版作製委員會(編): ED診療ガイドライン)에서 인용

다만, 혈관확장제와의 병용은 극단적인 혈압저하를 일으킬 수 있기 때문에 병용금기이다.

한약으로는 시호가용골모려탕, 계지가용골모려탕, 보중익기탕 등이 이용될 수 있는데, 단독으로는 효과가 약하기 때문에 PDE5 억제제 투여가 금지된 증례나 PDE5 억제제만으로는 효과가 불충분한 증례에서 기초약으로 사용한다(도표 3-18). 시호가용골모려탕은 비만경향으로 비교적 체력이 있는 증례에, 계지가용골모려탕은 마른 체형으로 체력이 없는 증례에, 보중익기탕은 더하여 체력이 저하된 증례나 식욕이 없고 내장하수 또는 치질이 있는 증례 등에 적용하고 있다(부록 표 4, p195).

내복약 이외에 국소요법으로 프로스타글란딘 E1 음경해면체내 주사나 음압식 발기보조가 있으며, 외과요법으로는 혈행재건술이나 보형물[prosthesis]삽입술이 있다.

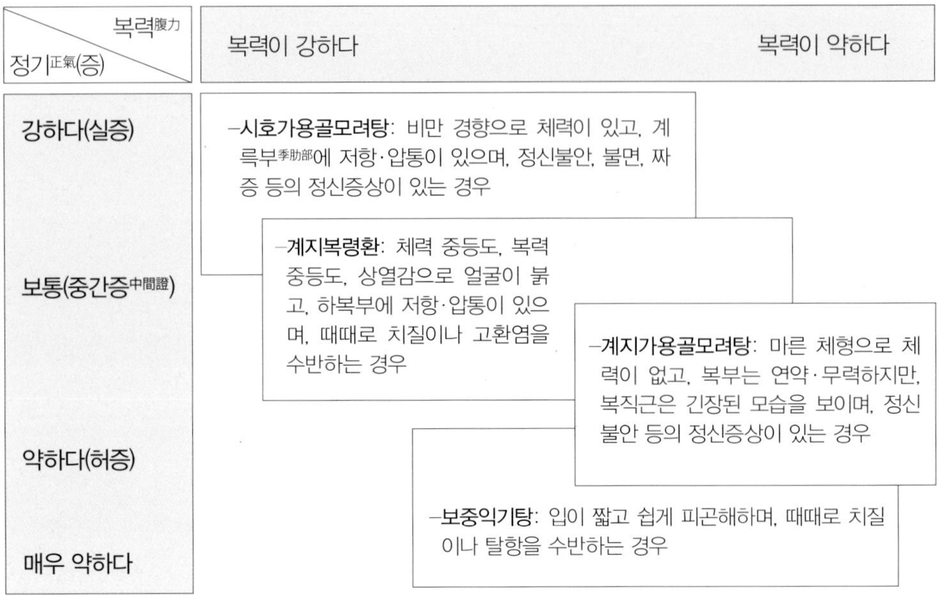

[도표3-18] 발기장애의 한방치료

처방례 1: PDE5 억제제만으로는 효과가 불충분한 비만 경향의 환자로 비교적 체력이 있는 증례에 대하여,

시호가용골모려탕 3포, 3회 분복
비아그라Viagra®(sildenafil citrate 50mg) 1정, 1회 분복(성행위 1시간 전)

처방례 2: PDE5 억제제만으로는 효과가 불충분한 마른 경향의 환자로 체력이 없는 증례에 대하여,

계지가용골모려탕 3포, 3회 분복
시알리스Cialis®(tadalafil 20mg) 1정, 1회 분복(성행위 1시간 전)

처방례 3: 마른 체형으로 체력이 없고, 입이 짧으며 치질이 있는 증례에,

보중익기탕 3포, 3회 분복
비아그라Viagra® (sildenafil citrate 50mg) 1정, 1회 분복(성행위 1시간 전)

▪치료할 때의 조언

교감신경이 쉽게 흥분하여 정신적 긴장이나 불안이 강한 경우는 진찰 시에 수장발한이 인정되는 경우가 많다. 시호, 작약, 감초에는 교감신경 억제, 진정, 진경효과가 있어 수장발한을 개선할 수 있기 때문에 변비나 쉽게 화를 내는 정도에 따라서 대시호탕(변비가 있고 비만 경향, 대황 2g 함유), 대황을 1g 함유한 시호가용골모려탕(EK12 등), 사역산(TJ35), 대황이 없는 시호가용골모려탕(TJ12뿐임), 계지가용골모려탕 순으로 실증부터 허증으로 사용을 구분할 수 있다. 실증에서는 쉽게 화를 내는 경향이 강하고, 허증에서는 정신불안이 강하다.

연령에 맞지 않는 신체기능저하가 원인으로 발생한 ED의 경우나 노화에 따른 남성 성선기능저하증후군(LOH) 및 당뇨병 등의 경우, 초기에는 야간에 수족번열手足煩熱[72]이 인정되는 경우가 있어 육미환 단독, 또는 육미환+보중익기탕[73]의 적응증이 된다. 수족번열과 냉증을 교대로 느끼는 경우에는 냉증의 개선을 우선으로 하여 육미환을 팔미지황환으로 변경하고, 보중익기탕 또는 허증의 시호제柴胡劑 인 대황이 들어가지 않은 쯔무라 시호가용골모려탕 또는 사역산 등과 병용하면 좋다.

만성 피로를 수반하는 ED의 경우는 보중익기탕이나 시호가용골모려탕, 인삼탕 등의 인삼 제제, 또는 시호가용골모려탕이나 계지가용골모려탕에 홍삼말 3g[74]을 더하여 인삼 성분을 증량, 추가하면 피로회복이 빨라지게 되어 좋은 결과를 기대해 볼 수 있다(부록 표5, p197).

---

72) 수족번열: 손발이 화끈거려 불쾌하여 숙면을 취할 수 없는 상태, 신음허의 한 증상인 경우에는 육미환, 비신양허(脾腎兩虛)나 비허의 부수증상인 경우에는 십전대보탕이나 보중익기탕이 유효하다.

73) 보중익기탕에는 승제(升提) 작용이 있어 자궁하수나 방광하수 등의 내장하수 또는 낙심한 상태를 들어 올려 주는 작용이 있다. 발기되지 않는 음경도 하수된 내장이라고 해석하고 이 처방을 사용할 수 있다.

74) 각주32와 동일.

역자 주

발기부전에 대한 한방치료의 근거 현황에 대해서는 2017년 저널 〈Translational Andrology and Urology〉에 발표된 체계적 문헌고찰을 일독할 것을 권장한다. 이 논문에서는 발기부전에 대해서 침치료는 연구의 수가 적고, 보고된 결과가 상이하여 결론을 내릴 수 없는 상황이라고 정리했다. 하지만 한약재와 한약에 대해서는 실험실 연구와 임상연구를 근거로 하여 당귀, 천궁, 은행엽, 사상자, 백질려, 파극천, 육종용, 토사자, 인삼, 구기자, tetrandrine, neferine, 흑생강, 삼칠, berberin, icariin 등의 한약재 및 그 활성성분과 소간익양교낭疏肝益陽膠囊 등의 한약을 발기부전에 활용할 수 있는 근거 기반 한방치료의 후보로 제시하고 있다.

참고문헌: Li H, Jiang H, Liu J. Traditional Chinese medical therapy for erectile dysfunction. Transl Androl Urol. 2017 Apr;6(2):192-198.

참고로 발기부전은 무증상성 심혈관계 질환과 관련이 있기 때문에 발기부전 환자에게 적극적인 심혈관계 질환의 위험 평가와 관리가 중요함을 강조한 논문이 최근에 발표되었고, 발기부전 치료에서 폐쇄성 수면무호흡증 치료를 병행했을 때 발기부전과 삶의 질을 더 개선했다는 연구결과가 있으니, 임상에서 발기부전 환자의 관리에 참고할 만하다.

참고문헌: Osondu CU, Vo B, Oni ET, Blaha MJ, Veledar E, Feldman T, Agatston AS, Nasir K, Aneni EC. The relationship of erectile dysfunction and subclinical cardiovascular disease: A systematic review and meta-analysis. Vasc Med. 2018 Feb;23(1):9-20.

참고문헌: Melehan KL, Hoyos CM, Hamilton GS, Wong KK, Yee BJ, McLachlan RI, O'Meagher S, Celermajer D, Ng MK, Grunstein RR, Liu PY. Randomised Trial of CPAP and Vardenafil on Erectile and Arterial Function in Men with Obstructive Sleep Apnea and Erectile Dysfunction. J Clin Endocrinol Metab. 2018 Feb 1.

[제3장 참고문헌]

《標準泌尿器科學 第9版》, 赤座英之　並木幹夫　堀江重郎 監修, 医學書院, 東京, 2014.

제 4 장
주요 빈용처방의 적응포인트

과학적 근거를 포함한
처방해설과 유사 처방의 감별 포인트

제3장에서 소개한 대표적인 한방처방에 대하여 적응증상의 포인트와 기타 처방과의 감별포인트를 서술하고, 각 처방의 마지막에 주증인 주요 필수 적응증과 객증인 부수 적응증상을 표로 정리했다.

참고문헌으로 방제의 해설은 저자가 공저한 《한방중요처방60》[※1]과 《임상의를 위한 한방약개론》[※2]을 참조하였다. 과학적 근거에서 문헌의 기재가 없는 것은 《모노그래프 한방방제의 약효와 약리》[※3]를 참조하였다. 주증과 객증의 표는 《화한약방의사전》[※4]을 참조하였다.

※1《漢方重要處方60》, 橫浜藥科大學漢方和漢藥調査研究センタ編, 万來舍, 東京, 2014.
※2《臨床医のための漢方藥概論》, 稻木一元, 南山堂, 東京, 2014.
※3《モノグラフ漢方方劑の藥効 藥理》, 丁宗鐵 鳥居塚和生, 医歯藥出版, 東京, 2009.
※4《和漢藥方意辭典》, 中村謙介, 綠書房, 東京, 2004.

① 계지복령환

구어혈제驅瘀血劑의 한 처방: 어혈을 원인으로 하는 모든 질환의 약

–적응질환

월경불순, 월경통, 자궁내막증, 자궁근종, 난소낭종, 부정출혈, 갱년기장애, 불임증, 산후오로産後惡露, 상열하한(발은 차고, 머리는 열이 남), 안면 화끈거림, 두통, 어깨 결림, 어지럼증, 정신불안, 짜증, 신경증, 우울증상, 고혈압, 뇌졸중 및 그의 예방, 뾰루지, 여드름, 타박상, 자동차 사고 충격, 멍, 피하출혈

–처방구성

계피(4), 복령(4), 목단피(4), 도인(4), 작약(4).

(구성약재로 보면 구어혈 작용의 주역인 도인+목단피에 계지와 작약이 같은 양으로 들어가 있고, 여기에 복령이 더해져 있어 상반신과 전신의 어혈성 부종을 개선하는 효과가 높을 것으로 판단할 수 있다.)

–증의 포인트와 증상(이론: 기혈수론)

어혈이 원인이 되는 상열감, 두중, 견배부의 강직, 좌하복부의 저항과 압통, 월경이상(불순)에 주된 적응이 있으며, 기타 전신의 어혈증상에 광범위한 적응이 있다.

어혈이란 체내에 생리활성을 잃은 혈액이 울체되어 있는 상태로 혈액·혈류의 장애나 부인과 계통의 대사부전으로 인해 발생되는 병태.

어혈이 있으면 혈류가 저해되고, 부위가 고정된 통증과 멍울이 발생되거나 국소의 만성 염증 증상 등 다양한 증상이 발생된다.

갱년기장애나 월경곤란 등 여성 호르몬의 변동에 수반된 다양한 부조不調를 한방에서는 혈血의 도증道症이라고 하는데, 이러한 것이 모두 어혈을 원인으로 한다고 생각되고 있다. 이 처방은 어혈의 대사를 촉진시켜 체외로 배출시키는 명방이다. 부인

과계 질환 전반에 사용되는데, 어혈을 원인으로 하는 증상이 있다면 남성에도 사용한다. 계지와 복령이 상반신의 염증성 부종을 개선하기 때문에 고혈압이나 뇌혈관 장애에 의한 두중 및 견배부의 강직, 피하출혈을 수반한 타박상 등에 응용된다.

–목표가 되는 증상

월경 시에 어혈괴瘀血塊(간 모양의 혈괴)가 나오고, 상열하한이 있는 것이 제1의 목표다(도표4–1). 더하여 월경통, 월경불순, 두통, 어깨결림, 짜증, 정신불안 등의 증상을 볼 수 있다. 또한 어혈에 의해 피부나 점막에 충혈 및 염증이 발생되기 쉽기 때문에 여드름, 뾰루지, 피멍 등이 잘 발생한다. 여성의 경우는 월경 전후에 이러한 증상이 악화되기 쉽다.

–월경통·월경불순에 대한 기타 처방과의 증 감별

▶계지복령환: 전신의 어혈+상초(상반신)의 열증

상반신에 상열감이나 안면홍조를 수반하고, 월경불순 및 월경통이 있으며, 월경 시에 어혈괴(간 모양의 혈괴)가 나오는 경우에 사용한다. 또 상열하한이 있고, 이마나 턱에 뾰루지가 나는 것, 피멍이 잘 드는 것에 좋다. 계지에는 혈행촉진, 혈관확장작용이 있어 월경량이 증가되는 경우가 있는데, 이를 피하기 위해서는 계지를 포함하지 않는 장옹탕이나 지혈효과가 있는 온경탕으로 변경하면 좋다.

▶도핵승기탕: 전신의 어혈+상초의 열증에 변비를 수반

구성약재가 도인 5g, 계지 4g에 승기탕(망초芒硝 2g, 대황 2g(적당량), 감초 1.5g)을 합친 것으로 구어혈 작용이 있는 도인에 계지가 더해져 있다. 때문에 목표는 계지복령환과 거의 같지만, 변비가 있고, 이마나 턱에 화농성으로 뿌리가 깊은 뾰루지가 발생하거나, 상열감이 심하고, 짜증이나 월경통이 심한 등, 보다 실증의 타입에 사용한다.

▶장옹탕: 전신의 어혈+하초(하반신·골반내 장기)의 열증

구성약재는 의이인 10g, 과자瓜子 6g, 도인 5g, 목단피 4g으로, 계지복령환의 계지,

복령, 작약을 의이인(율무의 종자. 이뇨·소염·진통·배통, 거친 피부·사마귀 개선, 항유두종바이러스 작용)과 과자(진해·거담, 배농, 소염성 이뇨)로 변경하고, 도인을 증량한 처방으로, 계지복령환보다도 비뇨기계나 부인과의 어혈·통증, 만성 염증에 효과가 높아 예로부터 충수염, 골반복막염, 자궁부속기염, 골반내 울혈증후군, 만성 전립선염 등 특히 하복부에 압통이나 통증이 있는 경우에 광범위하게 사용되어 왔다. 계지복령환으로 월경통의 통증개선 효과가 불충분한 경우에 장옹탕으로 변경하면 좋은 경우가 있다. 계지복령환은 좌하복부부터 중앙, 장옹탕은 우하복부부터 중앙에 압통이 있는 경우에 많이 사용한다.

▸대황목단피탕: 전신의 어혈+하초의 열증에 변비를 수반

처방구성은 목단피 4g, 도인 4g, 과자瓜子 4g까지는 장옹탕과 유사하지만, 망초 4g, 대황 1g(적당량)의 하제下劑가 더해져 있기 때문에 장옹탕의 증에 더하여 변비가 있는 실증의 어혈에 사용하는 처방임을 알 수 있다.

▸당귀작약산: 혈허+냉증과 수독水毒

빈혈 경향(혈허)으로 추워지면 월경통이 더욱 심해지고, 쉽게 피곤하며, 수분대사가 나쁘고, 붓기나 방광염이 발생되기 쉬운 경우에 좋다. 하반신이 차고 부종이 있으며, 대변이 딱딱한 경향이 있을 경우에는 작약을 4g에서 6g으로 증량한 크라시에 당귀작약산이 특히 좋다.

▸사물탕: 혈허+냉증과 건조

몸이 차고, 부인과계의 기능이 나쁘며, 피부의 윤기가 나쁜 경우에 사용한다. 천궁이 손발의 저림을 해소하는 작용이 있고, 작약에 장딴지 경련, 다리 쥐남, 경변硬便을 개선하는 작용이 있기 때문에 작약감초탕을 감초의 부작용으로 인해 사용할 수 없으면 사물탕으로 대체할 수 있는 경우가 있다.

▸온청음: 혈허+열감(염증)과 건조

빈혈을 수반하는 경우나 피부색이 거무스름하고, 손발이 차가워지거나 반대로 뜨거워지는 증상이 있는 경우에 사용한다. 건조성 아토피 피부염에도 다용된다. 사물탕과 황련해독탕을 합방한 처방이다.

▶온경탕: 어혈, 혈허, 한증으로 건조한 경우

온청음보다 요족腰足의 냉증이 강하고, 배란통이나 다낭성 난소에 의한 불임증에 사용하는 경우가 많고, 저령탕처럼 아교가 들어 있기 때문에 월경 출혈량이 많은 경우에도 좋다. 피부가 건조하여 주부습진이 발생되기 쉬운 경우에도 적응이 있다. 계지복령환보다 상열하한이 강한 경우에 적응이 될 수 있다.

▶궁귀교애탕: 혈허에서 출혈이 있는 경우

월경혈의 과다, 유산, 부정출혈 등 출혈증상이 지속되는 경우에 지혈목적으로 사용한다. 출혈로 인해 빈혈이나 냉증, 복통 등의 증상을 수반하는 경우도 많다. 출혈성 방광염에는 저령탕만으로도 충분히 지혈이 가능하다.

▶십전대보탕: 기혈양허

체력이 없고 빈혈을 수반하는 경우나 부인과계의 기능이 나쁜 경우에 사용한다. 처방구성은 보비補脾작용(위장허약, 기허)이 있는 사군자탕에, 보혈 작용(혈허)이 있는 사물탕과 보양補陽작용의 계지, 지한止汗·보진액補津液작용의 황기를 더한 것으로 월경통이나 자궁근종, 불임증, 무월경 등에 대하여 혈을 보하고 혈행을 촉진시키며 증상을 개선한다.

계지복령환	어혈	어혈에 의한 기의 상충
주증	하복부의 저항·압통 월경 이상	상열감(안면홍조), 두중頭重 견배부 강급強急
객증	복통, 요통 하복부 팽만감, 하복부 종류腫瘤 정맥노창, 세락細絡(지주상 혈관종) 출혈경향, 자반, 거친 피부, 흑색변 구조口燥, 구점口粘, 안면이나 국소의 열감 화농경향	족냉증 두통, 이명, 심계항진 목현目眩(눈이 침침하며 어지러움) 감정 불안정(월경전증후군) 불면

[도표4-1] 계지복령환의 주증과 객증

–계지복령환의 과학적 근거

다음의 과학적 근거로부터 어혈 병태가 만성 염증 병태임을 이해할 수 있다.

- ·미소순환 개선효과(수족냉증, 말초순환개선)
- ·혈액유동학 개선효과(적혈구 집합능, 적혈구 변형능의 개선, 혈액을 잘 흐르게 하는 효과)
- ·죽상동맥경화 진행억제 효과(동맥경화 악화예방)
- ·RA환자의 sVCAM1 유의한 감소(류마티스의 염증 마커 개선)
- ·과산화 지질의 유의한 감소(산화 스트레스의 감소)
- ·iNOS 발현억제(염증성 산화 스트레스 마커 억제)
- ·혈관내피장애를 항산화작용을 통해 억제(동맥경화 예방)

부인과

- ·DNA 합성효소 활성을 저하시켜 자궁내막증, 선근증을 억제
- ·유방암 호발 래트의 유방암 발생과 종양 증식을 억제
- ·에스트로겐 생성억제 및 프로게스테론 생성촉진 → 월경통 개선

당뇨병

- ·당뇨병성 신장애 모델 래트에서 AGEs 저하, 혈청 크레아티닌 개선

② 오림산

이수제의 한 처방: 체내에 저류한 생리활성을 잃은 수분을 배출하는 약

–적응질환

방광염, 요도염, 신우신염, 임질, 신결석, 요관결석, 방광결석, 요도결석, 혈뇨, 소변불리, 잔뇨감, 빈뇨, 배뇨통, 배뇨장애, 요혼탁

–처방구성

복령(5~6), 당귀(3), 황금(3), 감초(3), 작약(1~2), 산치자(1~2), 지황(3), 택사(3), 목통(3), 활석(3), 차전자(3)

(소시호탕이나 반하사심탕 등과 같이 황금이 포함되어 있는 약제이기 때문에 황금에 의한 간기능 장애가 유발되기 쉬운 체질의 사람에게는 사용할 수 없다. 황금은 인터페론 등 면역부활제 등과 병용하면 간질성 폐렴을 일으키기 쉽다.)

–증의 포인트와 증상(이론: 기혈수론)

수독水毒에 임증淋證을 수반한 경우에 사용한다.

임증이라는 것은 임력淋瀝(소변이 잘 나오지 않거나, 또는 소변이 아래로 떨어지듯 계속 나오며, 끊어지지 않는 것)을 주증상으로 한 배뇨에 수반된 부조不調의 총칭이다. 빈뇨, 요의절박감, 배뇨통, 잔뇨감, 요혼탁, 요농축, 혈뇨 등의 증상을 포괄하며, 비뇨기계의 감염증·결석·결핵, 유미뇨, 전립선염 등의 질환을 포함한다. 이 처방은 임증에 사용하는 처방으로 처방명 중 오림五淋이라는 것은 석림石淋(요로결석), 기림氣淋(전립선비대, 신경성 빈뇨), 고림膏淋(유미뇨 등의 요혼탁), 노림勞淋(과로로 발생한 배뇨이상), 열림熱淋(급성 요로감염증)이라고 하는 5가지 종류의 임증을 말한다.

–목표가 되는 증상

소변불리 및 임력淋瀝, 잔뇨감, 배뇨통 등의 배뇨장애가 있고, 혈뇨나 요혼탁, 요농

축을 수반한 것을 목표로 한다. 염증의 정도는 저령탕보다 가볍다(도표4-2).

오림산	하초의 열증, 습증	수독水毒	혈증
주증	요의빈삭 소변이 잘 나오지 않거나 곤란함 배뇨통, 잔뇨감 요혼탁	소변불리	
객증	발열, 구갈 정서 불안정 변비, 설사 힘을 주면 소변이 새어 나옴	손발의 냉증	혈뇨

[도표4-2] 오림산의 주증과 객증

–방광염에 대한 기타 처방과 증 감별(제3장 '방광염' 참조)

▸오림산: 수독에 임증을 수반

임증을 수반한 방광염으로, 만성화되고 염증 증상이 비교적 가벼운 경우에 사용한다. 과로나 스트레스에 의해 방광염이 계속 반복되는 경우에도 좋다.

▸저령탕: 수독에 염증이나 출혈을 수반

구갈, 소변불리, 배뇨통 등이 있고, 혈뇨를 수반한 방광염에 사용한다. 또한 요의 절박감이 있고, 배뇨 후에 바로 요의를 느껴 몇 번이고 화장실에 가게 되는 경우에 좋다. 혈뇨나 염증의 정도는 오림산보다도 강하다. 바이러스성 출혈성 방광염에 현저한 효과가 있다.

▸오령산: 수독+두통

구갈·다음, 소변불리가 있고, 방광염이 발생하여 음수량이 많아도 소변량이 감소하는 경우에 사용한다. 배뇨통, 혈뇨 등의 염증 증상은 저령탕에 비해 가볍다. 원래부터 붓기 등의 수독 증상이 있고, 방광염이 발생하기 쉬운 경우에 좋다.

▸영강출감탕: 수독에 냉증을 수반

허리 및 하지의 냉증이 현저하며, 방광염이 발생하기 쉬운 경우에 사용한다. 냉증에 의해 방광염이 계속 반복되는 경우에도 좋다.

▶팔미지황환: 신허에 냉증과 수독을 수반

체력이 저하된 중·노년으로, 방광염이 반복적으로 발생하고, 야간뇨가 현저한 경우에 사용된다. 배뇨장애나 사지의 냉증이 있고, 특히 소변이 잘 새는 경우에 좋다.

▶청심연자음: 상성하허上盛下虛

체력허약으로 방광염 증상이 만성화된 경우에 사용한다. 빈뇨나 잔뇨감이 있고, 소변이 힘들게 나오며, 신경과민인 경우에 좋다. 팔미지황환보다도 냉증 및 야간 배뇨는 적다. 방광신경증(비뇨기에 이상은 없지만, 빈뇨·잔뇨감 등의 자각증상이 있는 것)에도 사용된다.

③ 저령탕

이수제의 한 처방: 체내에 저류한 생리활성을 잃은 수분을 배출하는 약

–적응질환

방광염(세균성, 바이러스성, 출혈성), 요도염, 신염, 신기능 저하, 신결석, 요관결석, 방광결석, 요도결석, 혈뇨, 배뇨통, 배뇨장애, 잔뇨감, 요혼탁, 소변불리, 부종, 구갈, 전립선비대증, 임질, 설사, 불면증

–처방구성

저령(3~5), 복령(3~5), 활석(3~5), 택사(3~5), 아교(3~5)

–증의 포인트와 증상(이론: 기혈수론)

수독水毒 으로 신·방광계에 염증이 있는 경우에 사용한다.

신염·방광염 등을 개선하는 약으로, 양병에서 음병까지 광범위하게 사용하는 것이 가능하다. 이 처방의 특징은 구갈, 소변불리 등 수독 증상에 더하여 신·방광계의 열증(염증 증상)을 수반한다는 것이다. 비뇨기질환에서 혈뇨 등의 염증 증상이 비교적 강한 경우에 사용하면 좋다. 또한 신결석·방광결석에 사용되는 대표적인 처방이다.

–목표가 되는 증상

구갈, 소변불리, 붓기 등의 수독 증상이 있고, 혈뇨·잔뇨감·배뇨통·임력淋瀝(소변이 잘 나오지 않거나 또는 소변이 아래로 떨어지듯 계속 나오며, 끊어지지 않는 것) 등의 염증 증상을 수반한다(도표4-3). 또한 방광염 등의 경우에서 볼 수 있는 독특한 번민감(심란하고 번민스러운 느낌)을 수반하는 경우도 있다.

저령탕	하초의 열증, 습증	수독水毒	상초의 열증·정신증상	혈증
주증	요의빈삭 소변이 잘 나오지 않거나 곤란함 배뇨통, 잔뇨감 요혼탁	소변불리 구갈, 무한無汗	불면	혈뇨
객증	설사 경향 발열 화농 피부염	구토, 해수 하반신 부종 요각腰脚의 둔중감	심번(가슴이 답답함) 번열(피부염) 안면홍조 감정 불안정, 섬어	자궁출혈 하혈 객혈

[도표4-3] 저령탕의 주증과 객증

-요로결석에 대한 기타 처방과 증 감별

▶저령탕: 수독에 염증을 수반

구갈이 있고, 혈뇨 및 배뇨통·잔뇨감·임력 등의 배뇨장애가 비교적 강한 경우가 포인트이다. 요로결석 배출약으로서는 가장 대중적으로 사용되는 약이며, 결석 형성 억제효과도 있다. 통증이 강한 경우는 작약감초탕과 합방하는 경우도 많다.

▶오령산: 수독+두통, 어지럼증 등, 상반신의 호소

소변불리, 구갈이 있지만, 임력이나 배뇨통, 혈뇨 등의 염증 증상은 저령탕보다 꽤 가볍다. 원래 잘 붓는 경우로, 요로결석이 발생된 경우에 사용할 수 있다.

▶오림산: 수독에 임증을 수반. 염증은 비교적 경도

요로결석이 있으며 만성 염증을 수반하는 경우에 사용한다. 임력이나 배뇨통 등 임증이 있는 경우에 효과가 높다. 혈뇨의 정도는 저령탕보다 가볍다.

▶팔미지황환: 신허+하반신의 냉증

요로결석으로 인해 요로장애, 배뇨곤란이 발생한 경우에 사용한다. 냉증이 있는 경우나 고령자에서 야간 배뇨가 많고 빈뇨 및 유뇨를 수반하는 경우에 좋다.

–결석의 통증완화

▶작약감초탕: 근육의 긴장에 의한 통증

결석을 제거하는 작용은 없지만, 통증을 완화시키는 데 다용되고 있다. 골격근과 평활근(내장근)을 불문하고 근육의 긴장성 통증을 완화한다. 척수신경의 교감신경 억제성 하행지를 부활하는 작용이 있다.

–저령탕의 과학적 근거

·단기간 방광 발암시험에서 saccharin, tryptophan, butylated hydroxyanisole, uracil, N–Butyl–N–(4–hydroxybutyl)nitrosamine으로 유발한 촉진작용을 완전히 억제했다.

·세포 내피계, 대식세포, 보체 C3의 활성제로 작동하여 이물 배설기능을 강화

·래트의 신혈류량을 유의하게 증가

·면역복합체 신염에 대하여 요단백 억제, 신혈류량 유지, 혈압억제, 신종대 억제

·택사에는 수산화칼슘 결정calcium oxalate crystals의 성장·응집 저지작용, 신장의 칼슘 함량 감소효과

·저령탕에서만 수산화칼슘 결정 형성억제 효과가 인정되었다.

·백혈병 치료 중의 면역부전에서 바이러스성 출혈성 방광염에 현저한 효과가 있었다.

4 보중익기탕

보익강장제(보비위·폐)의 한 처방: 소화기계·호흡기계의 허약 및 체력저하에 사용되는 약

–적응질환

허약체질, 피로·권태, 병후·산후·수술 후의 체력저하, 식욕부진, 위장허약, 위하수, 침한寢汗, 다한증, 감모(자주 걸리는 경우), 여름을 탐, 더위 먹음, 발기부전, 만성간염, 신경쇠약, 폐결핵, 늑막염, 호흡기계가 약한 경우의 체질개선, 저혈압, 빈혈, 탈항, 자궁탈

–처방구성

인삼(3~4), 백출(3~4), 황기(3~4.5), 당귀(3), 진피(2~3), 대조(1.5~3), 시호(1~2), 감초(1~2), 생강(0.5), 승마(0.5~2)

(백출 대신 창출을 이용한 일본만의 독자적인 엑기스 제제와 본래 사용하던 백출을 사용한 엑기스 제제 2종류가 있는데, 이 중에서 창출 제제가 많이 유통되고 있다. 창출의 약미藥味는 신고온辛苦溫 하여, 발한·행기·건위·제습 작용이 있기 때문에 창출을 함유한 보중익기탕은 보제補劑로서의 효과가 약하다. 백출의 약미는 감고온甘苦溫하여 지한止汗·건위·이습 작용이 있기 때문에 인삼+백출+황기 조합으로 가장 강한 보기補氣·지한 작용이 있다. 단, 구성약재 중 당귀로 인해 속 더부룩함을 야기하기 쉬운 경우에는 창출 제제가 좋다.)

–증의 포인트와 증상(이론: 장부경락론)

비위와 폐의 허증에 사용한다.

처방명에 나와 있는 대로 비위(중中)와 폐를 보하고, 기를 증강시키는 처방이다.

소화기계 및 호흡기계 전반의 기능을 강화시키고, 면역력을 높이며, 피로를 회복시키고, 기력을 충실하게 한다. 체력증강제로서 광범위하게 사용되는데, 승제升提작용(침체된 기를 끌어올리는 작용)이 있기 때문에 방광하수나 자궁탈, 탈항 등 내장의

어떤 장기라도 하수된 경우에 이것을 끌어올리는 효과가 있다. 또한 병후의 체력회복이나 암치료 시 면역력 강화에도 효과가 있다.

–목표가 되는 증상

소화기계 및 호흡기계가 허약하여, 피로감이 사라지지 않고 기력이 나지 않으며, 안색이 나쁘고, 식욕부진으로 기력이 없으며, 숨이 찬 등의 증상이 있는 경우에 사용한다(도표4–4). 정기(자연치유력)가 허해져 있기 때문에 자한이나 침한 등을 수반하는 경우가 많다. 위하수나 탈항, 자궁하수 등의 내장하수에도 좋다.

보중익기탕	허증의 정신증상·기허	비위의 허증·비허	열증	혈허
주증	피로·권태 안색불량 제방臍傍의 동계 숨 참	식욕부진 구중백말口中白沫 뜨거운 음식을 좋아함		
객증	자한, 도한 목소리에 힘이 없음 불면, 안정피로 감정 불안정, 불안 무력한 체질, 냉증	음식무미 설사 식후 권태감 식후 기면	발열, 미열 노권신열勞倦身熱 (동작 피로에 수반한 열감) 구조口燥, 소양감	빈혈

[도표4–4] 보중익기탕의 주증과 객증

–'피로·권태'에 대한 기타 처방과 증 감별

▸보중익기탕: 비위와 폐의 허증

식욕부진으로 체력이 없고, 피로감이 가시질 않으며, 특히 기력이 나지 않는다고 하는 인상을 주는 경우에 사용한다. 비위와 폐의 허약으로 기가 침체되어 있기 때문에 팔다리가 나른하고, 움직이는 것이 귀찮게 된다. 식후의 졸림, 숨 참, 자한, 침한 등을 수반하는 경우도 있다. 설舌소견으로는 무태無苔에서 박백태薄白苔 정도이며 때때로 치흔설을 보인다.

▸인삼탕: 비위의 허증에 냉증을 수반

비위허약으로 인해 식욕부진, 위·복통, 설사 등의 증상이 있고, 피로감이 가시질 않으며, 체력이 저하되어 있는 경우에 사용한다. 특히 위장의 냉증이 강하고,

쉽게 설사하는 경우에 좋다. 오령산은 구갈이 강한 설사에 사용하지만, 인삼탕은 구갈이 없고, 찬 음식을 먹으면 악화되며, 식사하면 바로 설사하러 가는 경우에 좋다. 또한, 항암제 치료시에 이 처방을 사용하면 소화기계 및 면역계를 잘 도와준다. 설 소견으로는 무태, 다소 홍색의 설로 광택이 있다. 보중익기탕과 같이 처방 구성은 원전에 인삼, 감초, 백출 각 3, 건강 2라고 했지만, 백출이 창출로 변경된 제제도 있다.

▶소건중탕: 비위의 허증

피로가 강하고, 경변硬便 경향이 있으며, 자율신경이 긴장되어 있고, 아침에 일어나기 힘든 경우에 사용한다. 비위허약 및 습사에 의한 위장기능 저하로 손발이 무겁고 나른하며, 아무리 잠을 자도 피로가 사라지지 않다고 말하는 증례에 효과적이다. 소아의 허약체질이나 야뇨증의 개선에도 좋다.

▶십전대보탕: 기혈양허

피로가 더 강하고 만성화되며, 전신에 기혈이 부족하고, 냉증이 있는 경우에 사용한다. 장기간 투병 등으로 인해 기력, 체력 모두가 소모된 경우, 피가 묽어지는 빈혈이 있는 경우 등에도 좋다. 항암제 치료시의 면역력 향상에 응용된다. 또한 설에 백태白苔 또는 황태黃苔가 보이는 등 위열을 수반하는 경우에는 속 더부룩함을 야기하는 경우가 있기 때문에 주의가 필요하다. 보중익기탕과 같이 백출 제제와 창출 제제가 있는데, 보하는 효과가 강한 것은 백출 제제이며, 속 더부룩함을 방지하는 효과가 있는 것은 창출 제제이다.

▶육군자탕: 비위의 허약에 수독水毒이 수반

쉽게 피로하고, 식욕부진이 있으며, 식후에 바로 설사하는 등 비위허약 증상이 있는 경우에 사용한다. 수독 증상인 수양성 설사, 복중腹中 의 진수음振水音, 구역질이나 소화불량이 쉽게 발생하는 경우 등도 치료목적이 된다. 스트레스성 설사에도 좋다. 최근에는 항암제 복용시의 소화기계 장애 개선에 효과를 보이고 있다. 보중익기탕과 같이, 원전에서의 백출 제제와 일본만의 독자적인 창출 제제가 있다. 키

타사토 대학北里大學의 연구보고에 의하면 기허 점수 개선효과는 백출 제제가 유의하게 높다고 보고되어 있으며[75], 창출 제제 쪽은 평위산 처방구성에 가깝기 때문에 속 더부룩함을 개선하는 효과가 높다.

–보중익기탕의 과학적 근거

· 시스플라틴cisplatin을 중심으로 한 다제병용 화학요법 중의 진행성 고환종양, 방광암, 신우요관암의 반수 이상에서 식욕부진을 개선했다.
· 비뇨생식기계 악성종양 환자 162명에서 '다소 유효' 이상이 63%였다.
· 위절제술 후의 골질환을 개선하는 효과가 있다.
· 아토피 피부염에 추가 처방으로 하여 절반에서 '꽤 유효'를 보였고, '다소 유효'까지 포함하면 89%였다.
· 남성불임에 사용하여 정자 운동률을 유의하게 개선했다. 정자농도는 41%에서 개선되었다. 배량투여를 통해 더욱 개선되었다.
· 종양을 지닌 마우스tumor–bearing mouse의 백혈구수, T 림프구수, 특히 helper T가 증가하며, T세포분열촉진제T cell mitogen에 대한 비장세포의 반응성 증강이 인정되었다.
· 관절 류마티스나 만성 염증성 질환, 천연성遷延性 감염증으로 NK 활성이 낮은 군에 대하여 보중익기탕 투여 전후에 NK 활성이 유의하게 상승되고, 임상증상이 개선되었다. 동시에 NK 활성이 높은 군에서는 억제적으로 작용했다.
· 대식세포macrophage에 대해 TNF, IL–1, PGE2 생성증강과 세포독성cellular cytotoxicity을 획득시켰다.
· 혈청 코르티손cortisone 수치가 저하된 경우는 증가시키고, 높은 경우는 저하시켰다.
· 혈당 수치, 인슐린 수치에는 현저한 변화가 인정되지 않았다.
· 정자의 운동률, 운동 유지능, Penetrak 수치를 현저하게 개선시켰다.
· In vitro에서 배양액에 보중익기탕을 추가하여 정자의 운동속도와 직진성을 유

75) 각주69 참조.

의하게 개선시켜 인공수정에 병용될 수 있음이 시사되었다.

· 햄스터에서 부고환관 세포증식 촉진효과가 확인되었다.

· 보중익기탕이 톨유사수용체toll-like receptor를 유도하여 자연면역을 향상시킬 수 있다.

5 소건중탕

보익강장제(보비위)의 한 처방: 소화기계의 허약을 수반하는 복통이나 피로·권태에 사용되는 약

–적응질환

소아 허약체질, 피로·권태, 병후·산후·수술 후의 체력저하, 여름을 탐, 정력감퇴, 동계, 손발의 화끈거림, 만성 위장염, 복통, 식욕부진, 복부 팽만감(복부가스), 장폐쇄, 변비(소아·허약자·하제가 잘 맞지 않을 경우), 탈항, 신경질, 야경증, 소아 야뇨증, 소아 비출혈

–처방구성

계피(3~4), 생강(1~1.5), 대조(3~4), 작약(6), 감초(2~3), 교이(20)

–증의 포인트와 증상(이론: 기혈수론, 장부경락론)

비위의 허증으로 쉽게 피곤해지는 경우에 사용한다.

처방명 중 '건중建中=중(비위)을 튼튼하게 하다.'에서와 같이, 비위를 보함으로써 주로 기허를 개선시키고, 가벼운 혈허도 개선시키는 명방이다. 기허(정신피로)나 경한 혈허(육체피로)에 의한 피로(허로)에 사용하는 기본적인 처방으로, 비위의 허약으로 인해 장의 움직임이 나쁘고, 경변 경향이 있으며, 정신적으로도 육체적으로도 쉽게 피곤해지는 경우에 사용한다.

장의 연동운동을 조절하여 촉진하는 작용이 있기 때문에 소아 변비나 하제를 사용하면 복통이 쉽게 발생되는 허증의 변비에 좋다. 소아/성인을 불문하고 허약체질 개선이나 강장에 사용한다. 또한 복부의 힘이 없는 소아의 야뇨증에도 응용한다.

–목표가 되는 증상

쉽게 피곤하고, 피곤해서 잠이 오면 손발이 무겁고 나른하게 되면서 화끈거리는 경우, 복통이 자주 발생하고 가벼운 변비 경향이 있는 경우에 사용한다(도표4–5). 동계, 숨 참 등을 수반하는 경우도 있다. 특히, 아침에 좀처럼 잘 일어나지 못하고, 아무리 잠을 자도 피로가 가시지 않는 경우에 좋다. 야간에 유뇨, 실정失精하는 경우에도 효과가 있기 때문에 소아의 야뇨증이나 남성의 정력감퇴 등에 응용된다.

소건중탕	허증	각 장기의 허증	허열	혈증
주증	피로·권태 안색불량 허약(위장허약)	심계항진(심) 복통(비) 정력감퇴(신)		
객증	사지권중四肢倦重 신체동통 기허: 쉽게 놀람 예민하고 걱정을 잘함	황달(간) 목현目眩(심) 식욕부진·복만 설사, 변비(비) 호흡곤란(폐) 소변빈삭·빈뇨 소변불리, 실정失精 하복부 냉감(신)	수족번열 인건咽乾, 구조口燥 심번(가슴이 답답함) 미열 도한(침한寢汗)	비출혈 안저출혈 피하출혈 빈혈 수족냉

[도표4–5] 소건중탕의 주증과 객증

–소아의 허약체질에 대한 기타 처방과 증 감별

▶소건중탕: 비위의 허증

비위가 허약하여 쉽게 피곤하고, 잠이 오면 손발이 화끈거리는 경우, 복부는 연약하지만 복직근이 긴장하고 과민하여 간지럼증을 잘 타는 경우, 경변으로 변비 경향이 있고, 가스가 잘 차며 제방臍傍에 복통을 호소하는 경우가 많은 등의 증상을 보이는 소아의 허약체질 개선에 사용한다.

▶육군자탕: 비위의 허증에 수독水毒을 수반

비위의 허약이 있고, 쉽게 피곤하며, 입이 짧고, 낮에 졸리며, 아침에 잘 일어나지 못하고, 대체로 기운이 없고, 쉽게 설사를 하는 경향이 있는 소아의 체질개선에 사용한다. 스트레스로 설사가 자주 발생하는 경우에도 좋다. 창출 엑기스 제제는 매운맛이 있고 냄새가 강하기 때문에 소아에게는 적합하지 않다. 백출 엑기스 제제 쪽이 달아서 먹기 좋고, 냄새도 적으며, 피로를 잡는 보비위 작용이 강하다.

▶인삼탕: 비위의 허증에 냉증을 수반

변이 무른 경향이 있으며, 찬 음식을 먹으면 설사하는 비위 허약을 수반하는 소아의 체질개선에 사용한다. 또 냉증이 있기 때문에 추위를 잘 타고, 구갈은 없으며, 설태는 적고, 쉽게 피로하며, 아침에 일어나는 것이 힘든 등의 증상이 있다. 온보溫補작용이 강한 건강이 다량 함유되어 있기 때문에 위열(백태白苔)이 있으면 속 더부룩함이 발생되지만, 일본의 독자적인 창출 제제 쪽은 속 더부룩함이 적은 대신 매운맛과 냄새가 다소 강하다.

▶보중익기탕: 비위와 폐의 허증

전신권태감, 식욕부진, 해수, 미열, 침한寢汗, 동계, 불안 등의 증상이 지속되고, 비위(위장)와 폐(호흡기와 피부)가 허약한 소아에 사용한다. 습진 농가진, 감모·기관지염 등이 잘 발생되고, 오래 지속되기 쉬운 소아의 체질개선에도 좋다. 백출 제제 쪽이 지한止汗작용, 보기補氣작용, 습진 개선작용이 강하다. 백출 제제로 오오스기大杉 제약에서 1일 18정을 복용하는 정제가 나와 있으므로 반량 투여 등의 용량조정이 쉽다.

▶십전대보탕: 기혈양허

기혈이 부족해져 있기 때문에 쉽게 피곤하고, 식욕이 없고, 손발이 차며, 빈혈 경향으로 대체로 기운이 없고, 피하농양 등 화농되면 오래 지속되기 쉬운 소아에 사용하여 재생치유력을 높이는 효과가 있다. 냉증과 혈허로 인해, 설은 홍설紅舌·무태無苔를 보인다. 지황과 당귀로 인해 속 더부룩함이 발생되는 경우가 많기 때문에 설소견이 중요하다. 박백태薄白苔가 있는 경우는 보중익기탕을 처방하거나 창출을 사용한 십전대보탕이 좋다. 코타로小太郎 한방제약에서만 하루 6포씩 복용하도록 약이 나오기 때문에 소아에 대해서는 용량을 조정하기 쉽고, 또 가장 달기 때문에 마시기가 쉽다.

▶육미지황환: 신허. 소아의 신허증에 사용한다

선병질 체질로 두개골 천문의 유합이 늦고, 흰자가 두드러지며, 설은 홍설·무태하고, 쉽게 피곤하며 기력이 없다. 음허발열의 경향이 있기 때문에 야간에 손발이 화끈거리고 가렵다. 피부가 건조하기 쉽고, 습진이 치료되기 어려운 등의 증상을 수반하기 쉽다.

6 팔미지황환

보익강장제(보신), 이수제의 분류: 신허의 약

–적응질환

요슬腰膝의 통증·마비, 좌골신경통, 각기, 피로·권태, 정력감퇴, 유정遺精, 조루, 발기부전, 백내장, 녹내장, 시력감퇴, 노인성 피부소양증, 동맥경화증, 고혈압, 이명, 난청, 건망증, 당뇨병, 신질환 전반(신염, 신증후군 등), 요로결석, 전립선 질환, 배뇨장애(유뇨증, 야간뇨 등), 손발의 화끈거림, 냉증

–처방구성

지황(5~8), 산수유(3~4), 산약(3~4), 택사(3), 복령(3), 목단피(3), 계피(1), 부자(0.5~1)

–증의 포인트와 증상(이론: 장부경락론)

신허에 사용한다(제2장 참조).

신허는 신장·비뇨생식기의 양기와 음분陰分이 쇠하여 몸 전체의 활기와 윤기가 없게 된 상태이다. 하반신이 차가워지고 근력이 쇠하며, 소변불리, 요실금, 빈뇨, 부종 등 신기능 저하의 증상을 보인다. 정력감퇴, 요족腰足의 권태감, 손발이 차가워졌다가 뜨거워지고, 이명, 난청, 구갈, 노화에 따른 탈모나 백발, 피부의 건조나 소양감 등을 수반하는 경우가 많다. 이 처방은 신허에 사용되는 대표적인 처방으로 비뇨·생식기계의 기능을 보하여 강장시키는 작용을 가지고 있다. 신·비뇨기질환, 당뇨병, 백내장, 난청 등에 응용된다.

–목표가 되는 증상

신허의 증후로, 제1의 목표가 되는 것은 야간뇨이다(도표4–6). 다만, 소변량이 증가하는 경우와 소변이 잘 나오지 않거나 누출되는 등의 배뇨장애를 수반하여 소변

량이 감소하는 경우가 있다. 하반신의 근력저하(제하불인臍下不仁, 소복불인小腹不仁)가 있고, 하복부에 힘이 들어가지 않으며, 다리를 들어올리기가 어렵고, 보행속도가 느려지며, 냉증을 수반하는 것이 기본인데, 손발이 화끈거리는 경우도 있다. 설舌에서는 설질이 담백淡白하고 습윤濕潤하며 때로는 회태灰苔를 보이는데, 설질이 홍색紅色·무태無苔로 건조하고 경면설鏡面舌이 되는 경우도 있다. 위열로 황태黃苔가 있으며 음병이 아닌 경우에 복용하면 속 더부룩함이 발생하기 때문에 병위病位의 판정에 유의한다.

팔미지황환	신의 허증	조증燥證	수독	기의 상충	혈증
주증	제하불인 야간뇨				
객증	빈뇨, 다뇨 소변불리, 유뇨 잔뇨, 요혼탁 요슬의 탈력 요통, 슬통 피로 권태 무기력 정력감퇴 거무스름한 피부 (AGEs 축적) 시력저하 이명, 난청	구갈 구조口燥, 소갈 심번 수족번열 피부소양감 피부고조皮膚枯燥 토끼똥 같은 변을 보면 변비	부종 수족궐랭 추위를 탐 유연流涎 상복부 진수음振水音 소변불리	두통 상열감 목현目眩 이명 심계항진 숨 참 호흡곤란	객혈 토혈 혈뇨 빈혈

[도표4-6] 팔미지황환의 주증과 객증

–당뇨병에 대한 기타 처방과 증 감별

▶팔미지황환: 신허

피부는 거무스름하고, 건조하며 윤기가 없고, 구갈이 있고, 빈뇨로 야간 배뇨가 많고, 몸은 마른 체형으로 강한 피로감을 수반한다. 설은 무태·홍색으로 피부 소양감을 수반하고, 만성화된 당뇨병에 응용된다. 당뇨병성 신증을 합병한 경우 팔미지황환에 지한止汗·이뇨·강장·보폐기補肺氣작용이 있는 황기말黃芪末을 넉넉하게(9g~12g) 넣거나 계지복령환과 합방하면 AGEs를 저하시키고, 신허를 보하며, 혈청 크레아티닌 수치의 개선에 효과가 있어 당뇨병성 신증의 진행을 늦추는 것이 가능하다.

▶시령탕: 소양병에 수독水毒을 수반

비교적 당뇨병의 초기로 목이 마르고, 입이 쓰며, 백태가 있고, 소변이 잘 나오지 않으며, 때로는 붓기도 하는 경우에 사용한다. 백호가인삼탕보다 구갈은 약하고, 소변의 거품이나 냄새도 약하다.

▶백호가인삼탕: 양병陽病으로 구갈이 강함

소변에 거품이 일고, 과일이 썩은 듯한 냄새가 나며, 구갈이 현저한 당뇨병 중기에 사용한다. 시령탕보다 내열內熱(화끈거리는 느낌)이 강하기 때문에 설은 건조하고, 구갈이 강하다. 시령탕과는 달리 소변이 잘 나오지만, 양병에 적용되는 처방이므로 야간 배뇨에 적응은 없다. 강한 청열 작용과 진액(림프액)을 보하는 작용이 있어 구갈이 감소함에 따라 피부가 칙칙한 것도 줄어들며, 피로감도 개선된다.

▶방풍통성산: 어혈, 수독, 숙식宿食

당뇨병 중기로 변비, 숙변, 식욕왕성을 보이며 구갈은 백호가인삼탕보다 약하고, 소변불리가 있다. 혈과 수水의 대사가 나쁘기 때문에 피부가 거무스름하고 열감을 수반한다. 운동부족으로 비만 경향이 있고, 변비에 걸리기 쉬운 경우에 사용한다.

▶우차신기환: 팔미지황환에 비해 증상이 현저한 경우

팔미지황환에 구어혈·보간신·근골을 강화하는 작용이 있는 우슬과 청열·이수 작용이 있는 차전자를 더했기 때문에 팔미지황환증八味地黃丸證에 더하여, 요족이 무겁고 나른함, 하반신의 통증, 탈력감, 저림, 부종, 소변불리 등의 증상이 현저한 경우에 사용한다. 기본적으로 허증으로 냉증이 있는 경우에 사용하지만, 손과 요족에 화끈거림을 느끼는 경우도 있다. 저림이 심한 경우에는 여기에 사물탕을 합방하면 좋은 경우가 있다.

–팔미지황환의 과학적 근거

제2장을 참조

–팔미지황환의 의료용 제제에 대하여

팔미지황환(팔미환)은 12가지 제제가 있으며, 11가지는 약재를 달여서 만든 엑기스제로, 그중 2종류는 극약劇藥 지정이 없는 엑기스 정제이며 1일 18정을 복용할 수 있기 때문에 반량투여에 적합하다.

남은 9가지 산제散劑 중에서 1가지만이 가공부자말加工附子末을 0.5g 포함하여 극약 지정이 없다. 나머지 8가지 엑기스 산제는 모두 가공부자말을 1g 포함하는 제제로서, 그중 7가지가 극약으로 지정되어 있다. 제2장의 부자 설명에서 기술했지만, 가공부자는 독성을 없앤 것으로, 다른 수치修治부자를 사용하지 않는 한 안전하다.

1가지 제제만이 엑기스 제제가 아닌 원전에 기재된 환제丸劑와 같은 제조법으로 만들어져 환약丸藥으로 나오며 가공부자말 1g이 포함되어 있지만, 극약 지정은 되어 있지 않다.

엑기스 제제와 환제의 차이점은 휘발성 성분이 있는 계피의 cinnamaldehyde, 목단피의 paeonol 등이 환제에서는 엑기스 제제의 4배 이상 함유되어 있기 때문에 계피의 발한해표, 산한지통散寒止痛과 목단피의 활혈화어 효과인 항염증, 혈소판 응집억제, 신 보호작용 등이 환약에서 더 강하게 나타날 가능성이 있다는 것이다. 반대로 엑기스 제제는 환약보다도 산수유의 loganin과 목단피의 paeoniflorin이 많기 때문에 보신익정補腎益精, 진통, 진경, 항염증의 효과가 보다 강하게 나타날 가능성이 있다.

또한 환약은 숙지황을 사용하고 있기 때문에 건지황보다도 속 더부룩함을 발생시키지 않고, 보신 효과가 우수하다고 알려져 있다.

7 청심연자음

보익강장제(보신·보비위), 이수제: 비뇨기의 부조不調에 사용하는 약

–적응질환

잔뇨감, 배뇨통, 배뇨장애, 빈뇨, 요혼탁, 방광염, 방광신경증, 요도염, 만성 전립선염, 만성 신우신염, 신결핵, 만성 임질, 유정遺精, 대하, 구건口乾

–처방구성

연육(4~5), 맥문동(3~4), 복령(4), 인삼(3~5), 차전자(3), 황금(3), 황기(2~4), 지골피(2~3), 감초(1.5~2)

(오림산과 마찬가지로 황금 제제로서 간기능 장애, 간질성 폐렴에 주의가 필요하다. 간기능 장애는 복용 1개월 이후에 채혈하여 확인하면 그 후에는 문제없다. 간질성 폐렴은 면역계를 조절하는 병용약이 없다면 가능성은 적다.)

–증의 포인트와 증상(이론: 장부경락론)

상성하허上盛下虛에 사용한다.

상성하허는 심이나 흉부 등의 상초(횡격막보다 위쪽 부위)의 열상熱狀이 강하고, 반대로 신·방광계를 중심으로 한 하초(신을 포함하여 배꼽보다 아래쪽 부위, 골반내 장기, 배설을 담당하는 부분)의 기가 허해져 있는 상태를 말한다. 이 처방은 상초의 열증에 따라 정신불안이 발생한 경우에 대하여 진액(체내에서 기능하고 있는 유효한 수분, 림프액)을 보충하고, 심열을 진정시켜 정신안정을 도모한다. 또한 하초의 기허를 보하는 동시에 비뇨기계의 염증을 진정시켜 배뇨장애를 개선하는 처방이다. 아울러 위장을 보하는 자양강장 작용도 가진다. 이 처방은 위장허약으로 쉽게 피곤하고 정신불안을 수반하는 비뇨기질환에 사용한다.

–목표가 되는 증상

위장허약의 경우이면서 심열이 왕성하기 때문에 번조하고, 신경질적으로 짜증내며 불면, 동계 등의 정신증상을 수반하고, 또한 신허에 의해 비뇨기계의 기능실조가 초래되어 소변량 감소, 빈뇨, 배뇨통, 잔뇨감, 요혼탁 등의 증상을 수반하는 경우를 목표로 한다(도표4–7). 신허에 수반된 유정, 대하도 적응이 된다. 오심번열五心煩熱, 즉 양 손바닥과 발바닥, 그리고 흉중의 화끈거리는 느낌을 호소하고, 다양한 부정수소不定愁訴를 호소하는 특징이 있다.

사군자탕이 기본 처방이기 때문에 비위의 허증으로 인해 지황제地黃劑를 복용했을 때 속 더부룩함이 발생되는 비뇨기질환 전반에 광범위하게 사용 가능하다.

–배뇨장애에 대한 기타 처방과 증 감별

▶청심연자음: 상성하허

위장허약, 정신과민으로 다양한 부정수소를 보이는 배뇨장애에 사용한다. 이 처방은 상초의 열증으로 인해 설태가 있다. 심열을 진정시켜 정신안정을 도모하고, 위장계 및 신·비뇨기계를 보함으로써 비뇨기의 부조를 개선하는 처방이다.

청심연자음	하초의 열증·습증	상초의 열증	비위의 허증	신의 허증
주증	요의빈삭 배뇨통, 잔뇨감 요혼탁	감정 불안정 예민하고 걱정을 잘함 우울	위장허약 심하비心下痞(답답함) 심하부 압통	
객증	혈뇨	불면경향, 다몽 수족번열 심중번민 번열 구갈·다음 구설건조	식욕부진 오심 조잡(속쓰림) 설사 피로·권태 빈혈	유정, 유뇨 쌀뜨물 같은 대하 성적 신경쇠약 발기부전

[도표4–7] 청심연자음의 주증과 객증

▶팔미지황환: 신허

신허로 냉증이 있는 경우의 배뇨장애에 사용한다. 음병(추위를 탐, 냉증)으로 야간 배뇨가 많고, 빈뇨 및 유뇨를 수반한다. 청심연자음에 비교하자면 흉부의 번민감이나 동계가 없고, 비뇨기의 염증 증상이 적다. 설은 무태無苔로 만약 백태白苔가 인정되는 위장허약의 경우라면 이 처방은 적응이 되지 않는다.

▶당귀작약산: 혈허에 냉증과 수독水毒을 수반

혈행이 불량하며 냉증이 있는 여성으로 만성적인 배뇨장애가 있는 경우나 방광염을 지속적으로 반복하는 경우의 체질개선에 좋다. 어지럼증, 전신권태감, 월경불순, 월경통, 불임증 등을 수반하는 경우가 많다.

▶오림산: 수독으로 임증淋證을 수반

신·방광계에 염증이 있고, 임력淋瀝, 뇨리감소尿利減少, 잦은 요의, 배뇨통, 잔뇨감 등의 배뇨장애가 있는 경우에 널리 사용한다.

▶저령탕: 수독으로 염증을 수반

배뇨장애에 널리 사용되는 처방으로 급성 방광염 등 신·방광계의 수독과 염증을 수반하는 경우에 사용한다. 냉증의 경향은 없고, 염증의 정도는 오림산보다 강하며 혈뇨를 수반한다.

▶저령탕합사물탕: 저령탕에 사물탕을 추가

저령탕에 사물탕을 구성하는 지황, 작약, 천궁, 당귀를 추가한 처방으로, 저령탕의 증상에 더해 냉증과 피부의 건조가 있는 경우에 적용한다.

▶용담사간탕: 간경肝經의 습열(비뇨생식기계의 염증)

저령탕보다 배뇨장애 증상이 강하고, 대하, 음부 소양감, 하반신 습진 등 침구의 경락 중 하나인 궐음간경厥陰肝經의 주행부를 중심으로 습진이나 비뇨생식기계의 염증을 수반하는 모든 질환에 사용한다.

8 작약감초탕

근육·관절진통제: 근육의 긴장으로 인해 발생하는 다양한 통증의 완화에 사용하는 약

–적응질환

장딴지 경련, 근육통, 관절통, 요통, 위경련, 복통, 월경통, 담석·요로결석의 통증

–처방구성

작약(6), 감초(6).

(후생노동성의 통지에 따르면 장기간 복용하는 한약의 감초 함유량은 가성 알도스테론증 발생을 예방한다는 관점으로, 안전을 고려하여 1일량을 생약 용량으로 환산하여 5g 이하로 복용하도록 하고 있지만, 작약감초탕은 돈복頓服으로 이용되는 경우가 많기 때문에 이 범위 내에 들지 않는 경위가 있다. 코타로小太郎 한방제약의 제제만이 감초 용량이 5g이기 때문에 다소 장기간 복용해야 할 필요가 있는 경우에는 보다 안전하게 사용할 수 있다.)

–증의 포인트와 증상(이론: 삼음삼양론)

골격근인지 평활근(내장근)인지를 불문하고, 근긴장에 의한 통증이라면, 삼음삼양三陰三陽병위에 관계없이 이용하는 것이 가능하다.

이 처방은 근육의 긴장을 완화시킴으로써 근육·관절통을 경감시키는 처방이다. 다리나 발에 쥐가 나는 경우에 다용한다.

–목표가 되는 증상

원전인 《상한론傷寒論》에 기재되어 있는 목표는 근육피로 등에 의한 골격근의 긴장이나 수축이 원인으로 발생하는 근육·관절통이다(도표4–8). 장딴지 경련이나 다리 쥐남에 현저한 효과를 보이지만, 내장근·평활근의 긴장에 의한 복통이나 월경

통에 사용해도 효과를 발휘한다. 또한 요로결석이나 담석의 통증 발작시에도 사용된다. 그리고 이 처방의 증에 냉증이 현저한 경우에는 대열약大熱藥에 속하는 부자를 더하여 작약감초부자탕으로 사용하면 좋다. 두 처방 모두 근육의 긴장을 완화시키는 작용을 위주로 하고, 붓기나 부종 등 수독水毒증상이 있는 경우에는 적용하지 않는다.

작약감초탕	급박, 경련
주증	근육통 근강직, 경축痙縮
객증	복통, 월경통 천해喘咳 구역 장연동 항진 변비

[도표4-8] 작약감초탕의 주증과 객증

–장딴지 경련, 다리 쥐남에 대한 기타 처방과 증 감별

▸작약감초탕: 근육의 긴장으로 인한 병증

장딴지 경련 같은 근육의 경련과 이를 수반한 통증에 사용한다. 냉증이 현저한 경우에는 작약감초부자탕을 사용한다. 작약감초탕에 가공부자말(정제)을 가하면 작약감초부자탕이 된다. 작약감초탕에는 이수·청열 작용이 없기 때문에 붓기가 있으면서 근육이 경련하는 경우는 적응이 아니다. 부자에는 온보溫補, 이뇨, 진통작용이 있다.

▸사역산: 자율신경의 긴장에 의한 사지의 냉증과 경련

처방구성이 시호 5, 작약 4, 지실 3, 감초 2로, 작약과 감초를 포함하고, 작약과 지실의 조합이 더해져 근긴장을 이완시키고 복부팽만을 개선하는 작용이 있기 때문에 작약감초탕에서 감초의 용량만을 줄이고 싶을 때는 이 엑기스제가 요긴하다. 시호와 지실이 흉협고만을 개선하고, 횡격막이나 자율신경의 긴장을 개선하기 때문에 작약감초탕의 증으로, 수장발한 등 자율신경계의 과긴장이 있는 경우에 적응이 된다.

▶계지가작약탕: 비위허증의 복만, 복통

처방구성이 작약 6, 계지, 생강, 대조 각 4, 감초 2로, 작약은 작약감초탕과 동일한 용량이면서 감초는 1/3 용량으로 되어 있다. 계지, 대조, 생강은 보비, 보양의 효과가 있기 때문에 쉽게 피곤해하고 다소 추위를 타면서 작약감초탕의 증이 있는 경우에 대신하여 사용할 수 있다.

▶사물탕: 혈허+조증燥證

빈혈이 있으며 건조하기 쉬운 경우에 널리 이용되는 처방으로 작약감초탕의 적응이 있지만, 감초로 인해 붓기가 강하게 나타나는 경우에 감초를 뺀 처방으로서 대용이 가능하다. 천궁의 활혈 작용을 통해 각종 저림이나 말초신경장애가 개선될 수 있기 때문에 하지의 저림이 강한 때에는 우차신기환에 더하거나 하면 장딴지 경련과 저림이 동시에 치료될 수 있다.

▶계지가(령)출부탕: 한사(냉증)과 습사(수독)에 의한 비증痺證

몸에 냉증이 있고, 냉증에 의해 관절, 근육이 특히 아프다거나, 저리다거나, 경련이 일어난다거나 하는 경우에 사용한다.

▶월비가출탕: 풍사(감모)와 습사(수독)에 의한 비증으로 염증이 강함

심한 통증이나 때에 따라 극렬한 통증을 수반하는 관절종창, 붓기나 열감이 있는 관절염증을 수반하는 경우, 근육이 경련되는 경우에 좋다.

▶방기황기탕: 습사에 의한 비증

하반신이 차고, 무겁고 나른하고 통증이 있으며, 하반신이나 무릎이 붓거나 하면서 발에 경련이 일어나는 경우에 사용한다. 또한 냉한冷汗과 함께 하지에 부종이 있는 경우에 사용한다.

▶오적산: 기·혈·수·식食·한寒이 정체하여 발생한 비증

허리나 고관절이 차면서 아프고, 설舌에 박백태薄白苔가 있으며, 위장이 다소 약한

경우가 많고, 밤중에 차가워져 발에 쥐가 잘나는 경우에 사용한다.

▶소경활혈탕: 풍사와 습사에 의한 비증으로 어혈을 수반함

다리에 쥐가 잘 나고, 요족腰足의 통증·저림에 더해 혈류가 나빠 허리나 하지에 울혈(어혈)이 있는 경우나 월경불순, 월경통을 수반하는 경우에 사용한다. 야간에 심해지는 경향이 있다. 지황이 포함되어 있기 때문에 설태가 있는 경우라면 속 더부룩함이 발생하기 쉽다.

–작약감초탕의 과학적 근거

·뇌경색 후유증인 수면시 간대성 근경련myoclonia을 개선

·투석 전후의 통증성 근경련에 유효

·요통의 개선

·대장 내시경에 의한 고통을 경감시키는 효과

·상부 소화관 내시경시, 항콜린제와 같은 고통경감 효과가 있으며, 글루카곤 주사보다 우수한 진정·고통경감·진경효과가 인정되었다.

·파킨슨병의 신경증상, 정신증상, 자율신경증상, 두중감을 경감시켰다.

·요관결석에서 저령탕과의 합방을 통해 7할 전후에서 배석排石시키는 결과를 얻었다.

·고테스토스테론혈증성 배란장애 불임증에 사용하여 모든 증례에서 테스토스테론을 저하시키고, 성주기가 정상화되었으며, 약 반수에서 배란이 인정되었다.

·신경근 시냅스 차단작용이 있다.

·자궁내막 섬유아세포의 프로스타글란딘 생성을 억제한다.

·교감신경 억제성 척수하행지를 부활시켜, 긴장성 통증을 완화한다.[76]

–작약감초탕을 장기간 안전하게 사용하기 위한 고찰

작약감초탕의 1일량을 전량으로 장기간 사용하는 것은 부종이나 저칼륨혈증 등

76) Y Omiya, et al: Journal of Pharmacological Sciences 99(4): 373-380, 2005.

의 가성 알도스테론증을 발생시키기 쉽기 때문에 주의가 필요하다.

작약감초탕은 1포(1/3량)라도 충분히 속효성이 있기 때문에, 예를 들어 야간에 악화되기 쉬운 만성 요통 등에는 1일 1포를 저녁 또는 취침 전에 복용하는 것으로 하는데, 팔미환이나 소경활혈탕 등의 한약에 추가하여 병용한다면 안전하게 장기간 복용하게 하면서 효과를 기대할 수 있다.

본 저자들은 요통 등의 골격근의 만성 통증에서 장딴지 쥐남이나 뭉침을 호소하고 있는 경우나(다른) 한약 단독으로 충분한 효과가 얻어지지 않는 경우 등에 작약감초탕을 1포씩 추가해보고 있다.

작약감초탕으로 개선효과를 보였지만, 부종이 나타나 지속할 수 없는 경우에는 작약을 포함하고 감초를 뺀 사물탕이나 당귀작약산(작약 4g과 6g의 엑기스 제제가 있음)으로 변경하면 좋은 경우가 있다. 특히 이 2개 처방에 모두 포함되어 있는 천궁에는 예전부터 '저림'을 개선하는 효과가 있다고 전해지고 있다.

제 5 장 한약의 의문점과 문제점

한발 더 내딛기 위하여

서양의학을 배워온 의사로서 한방진료나 한약은 동양철학적으로 신선한 맛이 있고, 활용할 경우 새로운 한 걸음을 내디딜 것 같은 매력이 있다. 반면에 증, 복진, 맥진 등의 진단이 복잡하여 간단히 이용할 수 없을 것 같은 인상이 있다. 또한 같은 질환이라도 적응이 있는 많은 한약이 있어 선택을 하는 데 있어 고민을 하게 된다. 그렇기 때문에 효과가 없다면 한방처방은 어려워서 포기하거나 효과 자체의 신빙성에 의문을 가지게 되는 경우도 있다. 게다가 한약을 처방할 때 환자나 가족으로부터 한약의 효과나 복용방법에 관해 시시콜콜 질문을 받는 경우도 있다. 이 때문에 한약 처방을 주저하게 된다. 따라서 이 장에서는 한방진료에 한발 더 내딛기 위해 한약 선택의 의문점과 문제점, 한약 복용의 의문점과 문제점을 각각 질문으로 하여, 그것에 답하는 Q&A 형식으로 한방진료와 한약을 설명하고자 한다.

1 한약 선택의 의문점과 문제점

Q1 한방진료를 실시하는 데 있어서 증證의 지식은 필수입니까?

오늘날 중국에서 시행되고 있는 중의학에서는 변증론치辨證論治라고 하는 방법으로 진료하고 있기 때문에 중의학을 배우는 데 있어 증의 지식은 필수입니다.

중의학은 중국의 마오쩌둥 국가주석의 명령으로 1950년대부터 60년대에 중국 각지에 흩어져 있던 전통의학인 침구, 탕액 등을 수집하고, 모두에 공통되는 통일된 이론체계를 강제로 구축한 것입니다. 침구와 탕액은 별도로 발전된 것이기 때문에 중의학에서 이를 통일했을 때 비약과 모순이 발생했지만, 실제 임상에서는 대상과 상황에 따라 모순되지 않도록 논리를 구사하고 있는 것 같습니다.

일본에서는 쇄국하고 있던 에도시대에 독자적으로 발전한 한방의학이 있는데, 임상경험에 기초하여 발전하였고, 침구 체계와는 별도로 발전했기 때문에 중의학과 같은 모순은 없습니다. 방증상대方證相對라고 하는 진료기술로, 한방처방의 주요한 적응증을 그 처방의 증으로 하기 때문에 각 처방마다 주요한 포인트가 되는 적응증상을 기억하는 것이 일본 한방의 증을 파악하는 것입니다.

예를 들어, 소시호탕은 원전인 《상한론傷寒論》에 기재되어 있는 흉협고만, 식욕부진, 심번희구心煩喜嘔(명치끝이 메슥거려 누차 헛구역질을 함), 왕래한열(이장열弛張熱이나 미열이 오르락내리락 함)이라는 4대 주요 징후가 있고, 이를 주증이라고 부르고 있습니다. 소시호탕의 조문에는 주요 징후 뒤에, '혹은~', '혹은~'을 반복하며 각종 증상이 있는 경우에도 유효하다고 기술되어 있는데, 이런 적응증상을 객증이라고 부르고 있습니다. 객증은 없어도 괜찮지만, 있다면 추가처방을 생각하지 않더라도 소시호탕만으로 충분히 잘 듣는 증상군이라는 것입니다. 이러한 주증과 객증을 합하여 소시호탕의 증이라고 하는 것이 일본의 한방의학입니다.

중의학에서는 팔강변증, 기혈진액(기혈수) 변증, 장부경락 변증, 육경변증 등 각각에 따라 소시호탕에 대한 평가가 있는데, 팔강변증에서는 반표반리로, 장부경락변증에서는 간실증인 간기울결로, 육경변증에서는 소양병증으로 화해소양和解少陽을 위해 사용한다고 합니다. 일본 한방은 처방을 기본으로, 중의학은 약재를 기반으로 생각하고 있기 때문에 중의학의 변증은 약재를 조합하는데 있어 매우 유용합니다.

'따라서 증의 지식이 필요합니까?'라는 질문에 대해서 한방 엑기스제를 사용하는 한 중의학의 변증은 알아두면 편리하지만 없어도 괜찮다고 생각합니다. 일본 한방의 각 처방의 주증은 꼭 기억해 주었으면 하고 여유가 있다면 객증까지 기억해 두면 좋다고 생각합니다.

Q2 증의 판단에 자신이 없는 경우에는 한방처방을 자제해야 하는 걸까요?

일본 한방의 증이라는 것은 그 처방의 적응증상을 말하는 것으로, 주요 적응증상(주증)이 하나라도 있다면 그 처방은 유효하다고 판단할 수 있습니다. 거기에 그 처방의 객증(적응확대증상)을 확인하여 환자의 호소가 이에 부합한다면 더 좋은 효과가 있을 것이라 생각하여 자신 있게 처방을 할 수 있습니다.

즉, 병명에 따라 처방을 가리는 것이 아니라 그 한약의 적응증상을 하나라도 기억하고 있다가 눈앞의 환자에게 그 증상이 있다면 자신을 가지고 사용하면 좋은 것입니다. 한방의학은 균형 의학으로, 음양(표리, 한열, 허실), 기혈수 등의 기본적인 소견의 불균형을 바로잡는 방향성(목표가 되는 증상과 처방의 증)이 어느 정도 부합한다면 어떤 처방이라도 상관이 없는 것입니다. 효과가 빠르게 나타나는가 느리게 나타나는가는 차이가 있을지도 모르지만, 방향성이 맞다면 결국 병상病狀은 개선될 것이라고 생각하는 것이 한방의학이기 때문에 많이 처방해보며 경험을 쌓길 바랍니다.

Q3 증상이나 증이 딱 맞는 한약이 없는 경우에 한방처방은 어떻게 해야 할까요?

Q2에서 기술한 대로, 이미 나와 있는 엑기스제를 사용하는 한 딱 맞는 한약은 없다고 생각합니다. 딱 맞게 사용하려면 중의학을 배우고, 약재를 기반으로 조합이 맞는 종류와 용량 등을 결정해야만 합니다.

제가 한약을 사용하는 방법은 환자의 증상으로부터 한열, 기혈수의 균형을 보고, 가장 필요한 처방군이나 약재를 생각하여 엑기스 처방을 찾아나가고, 더하여 표본동치標本同治라는 사고 아래 엑기스제를 2개 이상 조합하여 처방하는 것입니다.

예를 들어, 구어혈제驅瘀血劑라고 하는 처방군에는 기본적으로 도인이나 목단피가 들어 있기 때문에 어혈에 특징적인 증상이 확인된다면 이러한 약재를 포함하고 있는 엑기스 처방군을 찾고, 처방을 선택하는 것입니다. 같은 방법으로, 계지탕류桂枝湯類에는 계지가 두통이나 동계를 치료하는 작용이 있습니다. 건강제乾薑劑는 건강이 들어 있는 처방으로, 강한 냉증에 효과가 있습니다. 부자가 들어 있는 부자제附子劑는 차가워서 통증이 발생되는 때에 효과가 있습니다. 수독水毒의 징후가 있다면 이수利水약재인 백출이나 복령이 들어 있는 엑기스 처방을 선택합니다. 어지럼증이나 두통 등 특히 상반신의 수독 징후에는 택사나 천마, 계지+복령 등이 포함되어 있는 엑기스제를 찾고, 하반신의 수독에는 방기를 포함한 처방이 머리에 떠오릅니다. 혀가 가늘고 치흔설이 보인다면 기허가 있는 것이기 때문에 인삼제제人蔘製劑나 조선 인삼과 황기가 포함되어 있는 삼기제蔘芪劑(보중익기탕 등)를 생각할 수 있는데, 엑기스제를 여러 개 병용하게 되어 보험적용이 신경 쓰일 때에는 홍삼말을 엑기스제에 합방하면 문제없이 보험청구를 할 수 있습니다.

한방적으로 음양오행·기혈수 균형의 방향성이 대체로 부합한다면, 어떤 엑기스제제라도 효과를 볼 수 있습니다. 그 불균형이 해소될 때까지 사용하고, 그 이후에 남은 기타 불균형에 다른 엑기스 처방을 선택하면 좋습니다.

Q4 설진, 맥진 등 증의 판단 과정에는 다양한 방법이 있는데, 복진에 중점을 두는 경우가 많은 이유는 무엇입니까?

이는 일본 한방이 복진 중심으로 발전했기 때문에 복진 소견이 많이 얘기되고 있는 것뿐으로, 실제 임상에서는 복진을 대체하는 설진이나 맥진을 사용하더라도 진료가 가능합니다. 저 역시도 바쁜 경우라면 복진을 생략하는 경우가 많고, 설진이나 맥진 정도로 끝내고 있습니다. 특히, 설진은 설진 칼라 아틀라스color atlas 등이 출판되어 있기도 하고, 보는 것만으로도 판단이 되기 때문에 바빠서 진찰시간이 제한되는 경우 등에 매우 편리합니다.

처방 선택에 고민이 되는 때나 그 처방이 맞는 것인지 확인하고 싶을 때에는 복진이 도움이 되기 때문에 기회가 된다면 연습해 두시기 바랍니다.

Q5 증이나 복증腹證은 얼마나 중요시해야 하나요?

지금까지 설명한 대로, 일본 한방에서 한약의 증에는 주증과 객증이 있습니다. 주증 중에서 하나라도 부합한다면 어떻게든 치료효과를 얻을 수 있다는 것이 한약의 개념이기 때문에 처방하는 한약의 주증은 기억하고 중시하는 편이 임상효과를 높이는 방법입니다. 하지만 모든 주증을 갖고 있는 환자는 적습니다.

객증은 그때마다 참고서에서 확인하면 된다고 생각합니다.

복증은 주증의 일부로서 기억해두면 좋다고 생각합니다. 주증이 전혀 없는데 보험적응 병명이 있다는 이유만으로 한약을 사용하는 병명투여는 권장되지 않습니다.

흉협고만이나 소복불인小腹不仁 등 주요 적응증상으로서의 복증은 그 명칭과 개념을 기억해 두는 것이 좋지만, 복증을 모르더라도 처방은 가능합니다. 반대로, 어떤 한약을 처방하여 유효한 결과를 얻은 증례로부터 복증을 경험적으로 배우면 좋다고 생각합니다.

Q6 한방처방의 초보자용으로, 한약의 효과가 발휘되기 쉬운 비뇨기질환을 알려 주세요.

한약의 효과가 가장 발휘되기 쉬운 비뇨기질환은 무균성 만성 방광염입니다. 요침사 검사에서 백혈구의 증가는 없지만, 있더라도 10개/HPF 미만이며, 동시에 요로 상피세포도 백혈구수와 동일한 정도로 관찰되는 무균성 만성 방광염(요도증후군)에서는 하복부 불쾌감이나 빈뇨가 있고, 잔뇨감이나 요의절박감도 있습니다. 그 때문에, 요의절박감이 주로 있다면 과민성방광으로 진단되고, 하복부 불쾌감이나 빈뇨가 주로 있다면 무균성 만성 방광염으로 진단되는 경우가 많은 것 같습니다. 방광경 검사에서는 방광 삼각부염이 있고, 방광경부에 가성 폴립이 있거나 하는데, 이 외에 방광점막에 이상은 없기 때문에 요도증후군이라고 합니다. 요도증후군에서는 때때로 요도협착이 있기 때문에 개선되지 않는 만성 방광염의 경우에는 방광경 검사를 시행해봐야 합니다. 과민성방광이라면 항콜린제나 $\beta 3$ 작용제 등 과민성방광 치료제가 주효하지만, 요의절박감이 없는 빈뇨나 하복부 불쾌감에는 과민성방광 치료제가 별로 효과가 없습니다. 이러한 때에 저령탕이나 저령탕합사물탕의 투여는 2~3일에서 효과를 발휘하고, 하복부 불쾌감이나 잔뇨감, 빈뇨를 개선합니다. 다만, 이러한 약제에는 이뇨 작용이 있기 때문에 복용 후에 일시적으로 빈뇨가 되는 경우도 있습니다.

전립선비대증이나 만성 전립선염에 대하여는 팔미지황환이나 우차신기환도 투여 효과를 실감할 수 있는 약제입니다. 다만, 매우 큰 전립선비대증이나 염증 정도가 높은 만성 전립선염에서는, 한약에만 국한된 설명은 아니지만 한 가지 약만으로는 그 효과가 제한적입니다.

배뇨장애의 치료로 고생하는 것은 과민성방광이면서 잔뇨가 있는 경우로 축뇨시에는 과민성방광의 상태를, 배뇨시에는 저활동성 방광의 상태를 보이는 것입니다. 이 경우 소량의 항콜린제나 $\alpha 1$ 차단제에 더하여 우차신기환이나 저령탕을 추가하는 것이 증상을 완화시키는 데 유효합니다.

Q7 경영상의 문제로 인해 다수의 한약을 구비할 수 없는 경우에는 어떤 한약부터 구비해 두는 것이 좋을까요?

당연하지만 효과가 발휘되기 쉬운 질환에 대한 한약부터 구비해 두는 편이 좋겠지요. 앞서 기술한 무균성 만성 방광염, 전립선비대증, 만성 전립선염 등의 배뇨장애에는 용담사간탕, 오림산, 저령탕, 저령탕합사물탕, 육미환, 팔미지황환, 우차신기환, 청심연자음, 보중익기탕 등을 들 수 있습니다. 그중에서 여성의 만성 방광염에 대해 한 가지를 선택한다면 저령탕입니다. 증에 너무 구애받지 않고도 사용할 수 있으며 사용빈도도 나름대로 있고 효과도 확인할 수 있습니다.

남성의 전립선비대증에는 적응약제가 많고, 특히 한약을 필요로 하는 경우는 많지 않지만 악화요인의 개선이나 노화예방의 관점에서 팔미지황환을 일반약과 병용하는 것이 의미 있다고 생각합니다. 팔미지황환은 노인의 부정수소不定愁訴인 신허의 제1선택약으로 사용 기회가 많은 처방입니다.

한약이 효과를 발휘하는 경우는 충분한 효과를 발휘할 수 있는 기존 약제가 적은 질환입니다. 이런 관점에서는 남성의 만성 전립선염을 들 수 있겠습니다. 만성 전립선염에 대해서 한 가지를 선택한다면 우차신기환입니다. 팔미지황환보다 소염, 부종개선 효과가 강하기 때문입니다. 중·노년의 배뇨장애에 대해 사용되는 한약의

8할은 이 2가지 처방(저령탕, 우차신기환)이라고 해도 과언이 아니므로, 우선 이 2가지 처방부터 사용하고 이후 익숙해지면 저령탕합사물탕, 청심연자음 등의 처방을 조금씩 늘리면 좋다고 생각합니다.

연령이나 남녀를 불문하고 비뇨생식기계의 만성 염증에 대처할 수 있으며 가장 소염효과가 강한 한약은 용담사간탕이기 때문에 효과도 강하게 실감할 수 있다고 생각합니다. 저령탕이 효과가 없는 경우 그다음 선택지로 가지고 있어도 좋은 처방이라고 생각합니다.

2 한약 처방의 의문점과 문제점

Q1 한방에 절대적인 금기사항은 없습니까?

계피 알레르기cinnamon allergy 등 약재 알레르기가 있는 경우는 금기입니다. 또한, 황금으로 인해 간기능 장애가 발생한 기왕력이 있는 사람, 반하로 출혈성 방광염이 발생한 적이 있는 사람도 금기입니다. 그 약재를 포함하고 있는 처방군은 처방하지 않도록 하는 배려가 필요합니다. 감초에 관련한 부작용을 신경쓰는 사람이 많은 것 같은데, 감초는 1일 5g을 초과하는 작약감초탕에 대해서만 저칼륨혈증에는 금기라고 기재되어 있습니다. 간의 스테로이드 대사를 억제하고, 내인성 무기질 코르티코이드 작용을 높일 뿐이므로 감량 또는 중지하면 문제가 없습니다.

감초는 당질 코르티코이드의 대사도 억제하여 작용을 증강시키기 때문에 당뇨병에서 혈당관리가 악화되는 경우가 있으니 주의가 필요합니다. 감초가 포함되지 않은 한약은 모든 엑기스 처방의 29%이므로, 이를 기억해두면 더 안전하게 엑기스제를 활용할 수 있습니다.

Q2 비뇨기질환에 대하여, 성별에 따른 한방처방의 명확한 차이는 없습니까?

냉증에 의한 반복성 방광염이나 빈뇨의 경우, 여성에서는 월경관련 처방인 당귀작약산이나 계지복령환을 다용하는 것에 반해, 남성에서는 영강출감탕, 인삼탕 등 건강을 함유한 제제나 진무탕이나 팔미환 등을 다용합니다.

성별에 따른 명확한 차이는 없지만, 여성에서는 성주기와 관련하여 방광염 등이 악화되는 경우가 있기 때문에 이러한 경우에는 구어혈제나 보혈제의 병용을 고려할 필요가 있습니다.

Q3 비뇨기질환에 대하여, 소아와 성인의 한방처방의 명확한 차이는 없습니까?

소아의 오장에는 '이여삼부족二余三不足', 즉 간과 심이 건강하고, 비(췌장), 폐, 신이 약하다고 하는 공통적인 체질이 있기 때문에 항상 비폐신을 보하는 한약을 염두에 두고 소건중탕이나 육미환, 보중익기탕 등을 다용합니다. 성인에서는 냉증이나 수독, 어혈 등 기혈수가 정체한 병태가 많고, 노인에서는 신허, 신진대사의 저하에 의한 냉증, 저체온이 문제가 되어 부자제附子劑나 건강제乾薑劑를 다용하는 경향이 있습니다.

Q4 소아의 한약 투여량과 투여방법을 알려주십시오.

소아의 한약 투여량은 일반적인 투여량의 결정방법과 마찬가지로 [도표5-1]과 같은 방식을 기준으로 하고 있습니다. 하지만 중국에서 사용되고 있는 한약의 약재 용량으로 미루어볼 때 일본 성인 용량은 중국의 소아 용량과 같다고 볼 수 있습니다.

즉, 증은 부합하는데 효과가 불충분하다면 일본의 성인 용량까지 사용할 수 있는 가능성이 있다는 것입니다.

투여방법은 소아용 산제 복용을 위한 젤리인 등이 시판되고 있는데, 이를 힌트로 삼아서 특히 쓴맛이 강한 경우는 젤리나 무스, 꿀 등에 묻혀 복용시키면 좋다고 생각합니다.

기본적으로 맛이 달면 아이들이라도 잘 마시기 때문에 처음에는 소건중탕이나 감맥대조탕 등으로 맛에 적응시킨 후 원하는 처방을 내어주는 방법도 있습니다. 설탕 시럽에 복용시켜도 좋지만, 칼로리가 걱정된다면 병원의 조리실에서 널리 사용되고 있는 천연 감미료가 가격도 적당하고 구하기도 쉬울 것이라고 생각합니다.

사람은 본능적으로 쓴맛은 독이 있고 신맛은 썩어 있다고 판단하기 때문에, 영·유아는 쓴맛과 신맛을 어려워합니다. 야채에는 칼륨이 많고 다소의 쓴맛이 있습니다. 소아의 입맛에만 맡겨둔다면 야채를 싫어하고, 감귤류도 싫어하게 되는 경우가 많기 때문에 어렸을 때부터 야채나 한약으로 쓴맛에 익숙하게 만들어주는 것이 필요합니다.

Augsberger식 방법

–[(연령*4+20)/100] X 성인 용량

연령	3개월	1세	3세	7.5세	12세
	1/6	1/4	1/3	1/2	2/3

체중	10kg	16kg	27kg	38kg
	1/4	1/3	1/2	2/3

–1세 10kg에서는 통상적으로 1/6~1/4, 감모 등 급성기에는 1/3 용량으로 사용하는 경우가 있다.
–급성기는 위의 표 또는 5할을 더 주어 대응한다.
–만성기에는 표 대로 하거나, 해당하는 표 좌측칸에 있는 용량으로 사용하는 것이 기준이 된다.
–OTC약은 의료용의 1/2~1/3
–중국에서는 3~6배의 약재 용량

[도표5–1] 소아 한약 용량 기준

Q5 타과 질환에 대해 이미 한약이 사용되고 있는 경우에 비뇨기질환에 대한 한약의 처방은 자제해야 하는 것일까요?

타질환에 처방되어 있는 한약이 표치標治와 본치本治 중 어느 쪽에 해당하는지를 생각하고, 표본동치標本同治라고 하는 개념으로 병용하는 방법도 가능합니다.

비뇨의학과의 급성 증상은 표치로 생각하고, 타과의 처방을 본치로 생각하여 저령탕 등을 처방하는 것은 자주 있습니다. 급성기에는 적은 약재수의 처방하는 것이 더 효과적이기 때문에 일시적으로 타과 한약을 중지해달라고 하는 경우도 있습니다.

Q6 한약을 도저히 신용할 수 없는 환자에게 한약을 처방할 때는 어떻게 설명해야 할까요?

한약은 성분을 모르기 때문에 쓰지 않는다고 말하는 의사의 이야기를 들어본 적이 있습니다. 한약은 다성분계로 과학적 성분이 불분명한 것들이 많지만, 생약生藥이기 때문에 살아 있던 때에 필요한 길항하는 성분이 균형 있게 포함되어 있습니다. 그리고 다성분계이기 때문에 사람이 필요로 하는 부족한 성분이 균형있게 작용하여 부작용이 적습니다.

한약은 의식동원醫食同源이라는 개념으로 음식의 일부도 약재로 사용하고, 약선藥膳이라는 것도 있습니다. 식사는 그 성분을 알지 못하면 먹지 않는다고 말하는 경우는 당연히 없을 것이고, 성분보다도 맛을 중시하는 점은 한약도 오미五味라는 맛으로 규정되어 있는 것처럼 동일한 것으로 생각됩니다.

여기에 《신농본초경神農本草經》이라고 하는 세계 최고最古의 효능서에는 상중하로 구분한 독성 분류가 있고, 오늘날에 이르기까지 역사적 검증이 이루어지고 있는 것이기 때문에 안전하게 사용할 수 있으며, 양약에는 없는 건강장수를 목표로 한 자양강장제도 많이 있습니다.

또한, 작약감초탕 같은 적은 약재 구성의 처방은 의사도 놀랄 정도로 확실히 자각할 수 있는 속효성이 있습니다.

정리하자면, 약재는 다성분계이기 때문에 인체에 필요한 것들이 균형있게 작용합니다. 의식동원으로 식품의 일부이기도 하며, 독성 분류도 역사적으로 확인되어 있고, 맛을 통해 약효가 규정된 안전한 것입니다.

속효성이 있는 한약도 있고, 몸에 맞다면 전신 상태가 좋아진다는 장점 등을 설명하여 한방치료를 추천해보시기 바랍니다.

Q7 한약의 효과 발현까지의 기간과 처음 처방할 때의 적정한 처방일수를 알려주 십시오.

한방의 감모약인 마황탕(마황, 행인, 계지, 감초로 구성)은 인플루엔자 감염에서도 평균 20시간에 해열 효과를 보입니다. 구성약재 수가 적을수록 단시간에 효과가 나타납니다. 저령탕도 약재수가 5개뿐이므로 마황탕처럼 속효성을 기대할 수 있습니다.

일반적으로, 1주에서 2주 정도라면 어떤 반응이든 자각할 수 있습니다. 처음 처방하는 일수는 급성 방광염 등은 1주, 만성 질환의 경우는 2주가 좋다고 생각합니다. 증이 부합한다면 복약 직후부터 약효를 느끼는 경우도 있습니다. 2주 후에 확인하여 효과를 느끼지 못하고, 목표가 되는 증상이 남아 있는 경우는 그대로 2주 동안 경과를 더 관찰하거나, 1.5배량으로 증량하여 2주간 관찰하고, 복용 1개월 후에도 효과가 보이지 않는 경우는 같은 질환군에 게재된 다른 처방으로 변경해보면 좋을 것입니다.

Q8 한약 처방으로 기대되는 효과가 보이지 않는 경우에는 언제쯤 처방을 포기해야 할까요?

같은 처방을 3개월 동안 사용해도 아무런 효과를 보이지 않는 경우는 그 처방을 포기하는 것이 좋습니다. 하지만 한방의학은 균형의 의학이기 때문에 한약의 효과가 보이지 않는 경우는 기체, 어혈, 수독 같은 기혈수가 강하게 정체되어 있는 경우가 많고, 한약 이외의 방법이라도 뭐든지 좋기 때문에 기혈수를 따듯하게 하여 잘 소통시킬 궁리가 필요합니다. 특히, 겨울철 기온이 떨어져 증상이 악화될 경우 부자제附子劑로 변경하거나, 가공부자정(아코닌산Aconinsan정®)을 추가하거나 하는 것이 필요합니다. 쇠약 상태(노화에 따라 근력과 활동성이 저하되어 있는 상태)라면, 철저한 보비補脾(위장을 보하는 인삼제제)가 필요합니다.

비뇨기 증상과 별개로 보중익기탕 등으로 전신 상태를 좋게 할 궁리를 해보는 것을 권합니다.

Q9 한방처방으로 기대되는 효과가 보이지 않을 경우에는 증을 잘못 파악했다고 판단해야 할까요?

증을 잘못 파악하면 반대의 치료가 되는 것이기 때문에 어떻게든 부작용이 나타나는 경우가 많습니다. 속 더부룩함, 구역질, 추위, 화끈거림, 부종 등 새롭게 문제가 되는 증상이 나타나는 경우에는 명현瞑眩[77]이라고 생각하지 말고, 오치라고 생각하여 다른 처방을 고려해야 합니다.

효과나 부작용이 나타나지 않고 있을 뿐이라면, 양이 적어서 그런 것이거나 기혈수의 울체가 효과 발현을 방해하고 있다고 판단할 수 있다고 생각합니다.

Q10 한방처방으로 기대되는 효과가 보이지 않는 경우 환자(또는 가족)에게 어떻게 설명해야 합니까?

---

77) 명현: 한약을 복용한 때에 증상이 호전되기 전에 보이는 일견 바람직하지 않다고 생각되는 이상반응, 예기치 못한 반응. 침구(鍼灸)의 경우에서는 각각 침훈(鍼暈), 구훈(灸暈)이라고 부른다.

한방의학은 균형의 의학이기 때문에 몸의 균형이 바로 잡힌다면 목적이 되는 증상 이외의 부분에서 무언가 변화의 조짐이 나타난다고 할 수 있겠습니다. 예를 들어, 팔미지황환으로 요족腰足의 냉증이 가벼워지고 변이 잘 나오게 되는 등의 개선 포인트는 한방처방의 주증과 객증을 머리에 넣고 있다면, "이런 것은 없었나요?"라고 물어볼 수 있게 됩니다. 만약 이러한 변화가 있었다면, 약이 효과를 발휘하고 있는 것이기 때문에 조금 더 지속해서 경과를 관찰해보자고 설명하면 좋을 것입니다.

만약 어떠한 변화도 없이 증상이 지속되고 있는 경우에는 기혈수나 한열의 균형을 재검토하여, 복용 중인 한약으로 커버할 수 있는 증상이라면 기후의 영향 등, 다양한 요인으로 인해 아직 효과를 실감할 수 없는 것이라고 설명을 하고 약을 지속하거나, 1.5배량으로 증량하여 지속하면 좋다고 생각합니다.

증상에 부합하는 한약이 없다면 무리하지 말고, "당신에게 맞는다고 생각한 한약을 처방했지만 맞지 않은 것 같기 때문에 중지합시다."라고 설명하면 좋겠습니다.

증이 맞다고 생각하고 처방했던 한약이 효과가 없는 경우 계절적 요인에 대한 대처로는 겨울에 냉증이 있을 때 가공부자정aconinsan tablet® 9정/일을 추가한다거나, 여름이나 환절기에 부조不調하게 된 경우는 기허의 경우가 많기 때문에 위장을 튼튼하게 하고 쉽게 피로하지 않게 하는 홍삼말 1.5~3g/일을 추가한다거나 하면, 한약의 효과가 좋아지는 경우가 있습니다.

Q11 증상이 개선된 이후에 한약을 중단하는 방법을 알려주세요.

급성 질환의 경우 바로 중지해도 문제가 없는 경우가 많지만, 만성 질환의 경우나 경과가 길었던 경우라면, 증상이 개선되고 난 다음 1~2개월 동안 지속하고, 하루 3회 분복을 하루 2회 분복, 1회 분복으로, 2주~1개월에 걸쳐 감량해서 문제가 없다면 중지할 수 있습니다.

한약을 줄여서 컨디션 불량이 다시 나타나는 등의 경우에는 장기간 복용을 하게 되는데, 평균적으로 약 2년 정도 한약을 복용하면 한약을 중지할 수 있게 되는 경우가 많은 것 같습니다. 한약의 복용이 아직 필요한지 여부는 환자가 가장 잘 알 수 있으므로, 중단해봐서 부조를 느낀다면 한약을 다시 복용하고 싶다고 오는 경우가 많기 때문에 너무 고민할 것은 없다고 생각합니다.

3 한약 복용의 의문점과 문제점

Q1 한약을 복용할 때 식간과 식전이 있는데, 이것은 무엇을 의미하는 것입니까?

식전은 대체로 식사 30분 전, 식간은 그 후부터라고 판단하고 있습니다. 한약의 구성에는 식품도 포함되므로, 급성기에는 식사의 영향을 받지 않는 시간대에 복용하는 것이 좋다고 생각됩니다만, 한방 약재에는 당귀와 작약, 지황, 마황과 같이 속 더부룩함을 발생시키기 쉬운 약재가 있기 때문에 속이 더부룩해지기 쉬운 경우에는 식후에 복용하게 하는 편이 좋은 경우도 있습니다.

Q2 식간이나 식전에 한약을 복용하는 것을 잊은 경우에는 식후에 복용해도 괜찮나요?

식후에 복용해도 괜찮습니다. 복용하는 것을 잊는 경우가 많은 사람에게는 처음부터 식후에 복용할 것을 지시해도 괜찮습니다.

Q3 한약을 복용하기 어렵다고 할 때의 대처법을 알려주세요.

일반적으로 분제는 오블라토oblaat라고 하는 방법이 있으며, 한약 엑기스제의 일부는 정제, 캡슐제도 있습니다. 맛이나 냄새가 문제라고 하는 경우는 원래 한약은 탕약이 많기도 하기 때문에 물에 풀어 설탕이나 꿀 등 단맛이 나는 음식으로 감미甘味를 더해 복용한다면, 커피에 설탕을 넣어 먹는 것과 같은 느낌으로 복용할 수 있다고 생각합니다. 고혈당이나 고칼로리가 걱정된다고 말하는 경우는 병원의 조리실 등에서도 사용되고 있는 안전한 저칼로리 천연 감미료 등을 쓸 수 있습니다.

Q4 한약 명칭 중 산散, 탕湯, 음飮, 환丸의 차이점을 알려주세요.

산散은 약재 분말을 혼합한 경우, 탕湯은 약재를 끓여낸 물로서 온복溫服(따뜻하게 해서 복용)하는 것이 기본입니다. 환丸은 약재 분말을 볶은 꿀에 반죽하여 둥글게 만든 것입니다.

탕湯과 유사한 것으로서 음飮이나 음자飮子라고 하는 명칭이 사용되는 경우도 있는

데, 이것은 부정기적으로 냉복冷服하는 탕제라는 의미가 있습니다.

보험적용이 되는 한약처방 중 약재 분말로 제조된 산약은 본초오령산과립本草五苓散顆粒이라고 하는 약재 분말을 유당으로 굳힌 과립밖에 없습니다. 다른 산약은 일본약전日本藥局方의 약재 분말을 직접 조제할 필요가 있습니다. 산약은 끓인 것을 산료散料, 환약丸藥를 끓인 것을 환료丸料라고 하는 등 '료料' 자를 붙이는 것이 룰인데, '료料' 대신에 '엑기스'라고 기재하는 제품도 있습니다. 예를 들어, 오령산 엑기스와 오령산료五苓散料는 같은 것을 지칭하는 것입니다.

보험적용이 되는 환약은 우치다 제약의 팔미환뿐으로, 다른 것들은 모두 약재를 끓인 엑기스제인 팔미지황환료八味地黃丸料입니다. 약재를 그대로 사용하면 지용성이나 휘발성 성분이 많아지므로 달이는 것보다도 원전에 가까운 효과를 기대할 수 있습니다.

Q5 한약은 따뜻한 물에 녹여서 복용하는 것이 좋나요?

원전에는 기본적으로 온복하라고 기재되어 있습니다만, 인스턴트커피를 분말로 바로 먹을까, 물에 풀어서 마실까, 아이스커피로 해서 마실까라고 생각하는 것과 같습니다. 따뜻하게 해서 먹는 편이 위장에 부담이 덜하고, 약효 성분의 흡수가 잘 될 것이라고 생각해볼 수 있지만, 오령산이나 소반하가복령탕, 반하후박탕 등 구역질에 사용하는 경우는 따뜻하게 하지 않는 편이 좋은 경우도 있습니다.

Q6 한약과의 병용을 주의해야 할 일반약을 알려주세요.

갈근탕, 마황탕, 소청룡탕 등 마황제麻黃劑는 교감신경 부활작용을 갖는 에페드린이 함유되어 있기 때문에 기관지 확장제나 교감신경 자극제와 병용하는 경우에 주의가 필요합니다. 한방의 류마티스 약 등에도 마황이 들어 있는데, 이 경우에도 교감신경 자극제의 효과를 예상해볼 수 있게 됩니다. 또한, 마황제는 교감신경을 부활시키기 때문에 고도의 전립선비대증이 있는 경우는 요선尿線이 가늘게 되는 등 요폐尿閉가 발생되기 쉽고, 녹내장에서는 안압을 상승시켜버리기 때문에 주의가 필요하지만 중지하면 회복됩니다.

그다음으로 보험적용 엑기스 한약의 71%에 감초가 함유되어 있기 때문에 감초를 함유한 처방과 저칼륨혈증을 발생시키기 쉬운 티아지드thiazide 또는 루프loop이뇨제를 병용하는 경우에는 주의가 필요합니다. 한약 복용 중에 부종이나 저칼륨혈증이 관찰될 경우 내인성 무기질 코르티코이드의 간 내 대사가 억제되는 것일 뿐으로 감초를 함유한 한약을 감량하거나 중지하면 바로 원래대로 돌아가지만, 한약이 효과가 잘 나타나고 있는 등의 여러 가지 사정으로 중단할 수 없는 경우, 적응이 있다면 에플레레논eplerenone(세라라Selara®)이나 알닥톤aldactone 등 무기질 코르티코이드 수용체 억제제 MRB를 추가하는 방법도 있습니다.

Q7 한약과 식이보충제는 병용이 가능합니까?

식이보충제의 종류에 따라 다르지만 기본적으로 한약은 의식동원醫食同源으로 식품의 일부라고 판단하면 좋다고 생각합니다. 한약의 작용과 목적이 유사한 것은 병용하지 않는 것이 좋다고 생각합니다.

Q8 처방되는 한약과 약국에서 구입할 수 있는 한약에 차이가 있습니까?

약국에서 일반적으로 시판되고 있는 한약은 안전을 위해 1일분의 엑기스 함유량이 1/2 등으로 적게 설정되어 있는 것이 많이 있습니다. 제품 자체는 의사가 사용하는 것과 같은 듯합니다.

부록

부록 표1. TSUMURA KAMPO MEDICINE EXTRACT GRANULES FOR ETHICAL USE

약제명	소건중탕	계지가용골모려탕	갈근탕	팔미지황환
조성				
지황				6
목단피				2.5
택사				3
모려		3		
작약	6	4	2	
복령				3
갈근			4	
용골		3		
감초	2	2	2	
산수유				3
산약				3
계피	4	4	2	1
부자				0.5
마황			3	
대조	4	4	3	
생강	1	1.5	2	
효과·효능	**체질이 허약하고 피로하기 쉬우며, 혈색이 좋지 않고, 복통, 동계, 손발의 홍조, 냉증, 빈뇨 및 다뇨** 등을 수반하는 다음 제증: 소아 **허약체질, 피로권태, 신경질, 만성 위장염, 소아야뇨증, 야제증**	하복직근에 긴장이 있고 **비교적 체력이 쇠약해져 있는 사람**의 다음 제증: **소아야뇨증, 신경쇠약, 성적 신경쇠약, 유정, 음위**	자연발한이 없고 두통, 발열, 오한, 어깨결림 등을 수반하는 **비교적 체력이 있는 사람**의 다음 제증: 감기, 코감기, 초기 열성 질환, 염증성 질환(결막염, 각막염, 중이염, 편도선염, 유선염, 림프절염)	**피로, 권태감이 현저하고**, 요량감소 또는 빈뇨, 구갈이 있고, 손발에 냉감과 열감이 교대로 있는 사람의 다음 제증: 신염, **당뇨병, 음위, 좌골신경통, 요통, 각기, 방광카타르, 전립선비대, 고혈압**

증	허증. **허약하고 피로하기 쉬우며, 복부에서는 복벽의 근육이 얇고 복직근이 긴장되어 있는 경우**에 사용한다. 1) 복통을 수반하는 경우. 2) 심계항진, 도한, 사지권태감을 수반하는 경우. 3) 허약 아동에 빈용된다.	허증. **허약한 사람으로, 마르고 안색이 나쁘며, 신경과민 또는 정신불안** 등을 호소하는 경우에 사용한다. 1) 음위, 유정 등을 호소하는 경우. 2) 쉽게 피로하거나, 도한, 수족의 냉증 등을 수반하는 경우. 3) 복부가 연약무력하고 제방(臍傍)에 대동맥의 박동이 촉지되는 경우.	중간증·실증. **비교적 정기가 있는 사람으로, 염증성 또는 동통성 질환의 초기, 또는 만성 질환의 급성 악화기**에 사용한다. 1) 감모 등의 열성 질환에서는 초기에 오한, 발열, 두통, 항배부의 경직 등이 있고, 자연발한을 수반하지 않는 경우. 2) 동통성 질환에서는 국소의 동통, 종창, 발적 등이 있는 경우. 3) 환부에 발적, 종창, 강한 소양감을 수반하는 경우.	허증. 중년 이후, 특히 노년층에 빈용되며, 복부 및 하지의 탈력감, 냉증, 저림 등이 있고, 배뇨의 이상(특히 야간의 빈뇨)를 호소하는 경우에 사용한다. **1) 상복부에 비해 하복부가 연약무력한 경우(제하불인(臍下不仁)**. 2) 다뇨, 빈뇨, 핍뇨, 배뇨통 등을 수반하는 경우. 3) 피로권태감, 요통, 구갈 등을 수반하는 경우.
복증	다수는 마른 체형으로, 복력은 약하고, 복직근이 긴장되어 있다(복피구급(腹皮拘急)). 때로는 보통 체형으로, 복력은 다소 약하고, 복부 전체에 가벼운 팽만이 있는 경우도 있다.	마른 체형, 복력은 약하며, 복직근이 긴장되어 있다. 때로는 심와부에 진수음이 인정되는 경우도 있지만, 반드시 나타나는 것은 아니다. 제방이나 심와부에 동계가 자주 나타난다.	만성기에서는 배꼽 위에 조그만 압통점(大塚가 말한 臍上点)이 촉지되는 경우가 있다. 급성기에서는 특정한 복증은 없지만, 복력은 약하고, 심와부에 진수음이 인정되는 경우에는 사용하지 않는 편이 좋다.	전반적인 복력은 중등도 내지는 약한 편이며, 심와부에 진수음이 인정되는 경우에는 사용하지 않는 편이 좋다. 특정한 복증으로는 하복부 정중앙에 방추상으로 복벽이 탈력되어 있는 경우가 대부분이지만, 때로는 하복부에서 복직근의 하부라고 생각되는 근육이 긴장되어 있는 경우도 있다.
신중투여	(부작용: 가성알도스테론증, 근병증)	(부작용: 가성알도스테론증, 근병증)		
작용			항알레르기 작용	당지질대사 개선, 이뇨, aldose reductase 활성저해, 호르몬 조정, 동맥경화 억제 등의 작용
출전	《상한론》, 《금궤요략》	《금궤요략》	《상한론》	《금궤요략》

부록 표2-1. TSUMURA KAMPO MEDICINE EXTRACT GRANULES FOR ETHICAL USE

약제명	용담사간탕	오림산	저령탕	저령탕합사물탕
조성				
지황	5	3		3
목단피				
택사	3	3	3	3
황금	3	3		
차전자	3	3		
목통	5	3		
산치자	1	2		
작약		2		3
활석		3	3	3
용담	1			
맥문동				
지골피				
시호				
승마				
복령		6	3	3
감초	1	3		
우슬				
연육				
저령			3	3
아교			3	3
산수유				
산약				
계피				
부자				

당귀	5	3		3
인삼				
황기				3
천궁				
창출				
대조				
진피				
생강				
효과·효능	비교적 체력이 있고, 하복부 근육이 긴장하는 경향이 있는 사람의 다음 제증: 배뇨통, 잔뇨감, 요탁, 대하	빈뇨, 배뇨통, 잔뇨감	요량감소, 소변곤란, 구갈을 호소하는 사람의 다음 제증: **요도염, 신장염, 신석증, 임염, 배뇨통, 혈뇨, 허리 아래의 부종, 잔뇨감, 하리**	피부가 건조하고, **안색이 나쁜 체질로 위장장애가 없는 사람**의 다음 제증: 배뇨곤란, 배뇨통, 잔뇨감, 빈뇨
증	실증. **비교적 정기가 있는 사람**으로, 비뇨기, 생식기 등의 염증을 수반하고 배뇨통, 빈뇨, 대하 등이 있는 경우에 사용한다. **1) 급성 또는 만성의 비뇨기, 생식기의 염증성 질환.** 2) 음부 소양감을 수반하는 경우.	중간증. **정기 중등도 또는 다소 저하되어 있는 사람에서 만성적으로 경과된 요로염증**으로, 빈뇨, 잔뇨감, 배뇨통 등이 있는 경우에 사용한다.	중간증 실증. **비교적 증에 신경쓰지 않고 사용이 가능.** 빈뇨, 잔뇨감, 배뇨통, 혈뇨 등의 배뇨장애가 있는 경우에 사용한다.	중간증 실증. 정기가 중등도 전후인 사람으로, 빈뇨, 잔뇨감, 배뇨통 등의 **배뇨장애가 만성화되거나, 반복해서 발생하는 경우에 사용한다. 저령탕에 비해, 증상이 보다 천연화(遷延化)된 경우.**
복증	보통 체형 또는 비만형으로, 복력은 중등도 이상이지만, 특정한 복증은 없다. 단, 복력이 약하고, 심와부에 현저한 진수음이 인정되는 경우에는 사용하지 않는 편이 좋다.	특정한 복증은 없다.	특정한 복증은 없다.	특정한 복증은 없으나, 복력이 약하고, 심와부에 현저한 진수음이 인정되는 경우에는 신중하게 사용한다.
신중투여	정기가 쇠약해져 있는 환자. 현저하게 위장이 허약한 환자. 식욕부진, 오심, 구토가 있는 환자 (부작용: 가성 알도스테론증, 근병증, 소화기 증상)	현저하게 위장이 허약한 환자. 식욕부진, 오심, 구토가 있는 환자. 다음 환자에는 투여하지 말 것. 1) 알도스테론증이 있는 환자. 2) 근병증이 있는 환자. 3) 저칼륨혈증이 있는 환자.		현저하게 위장이 허약한 환자.
작용			이뇨, 요로결석 형성 억제, 신기능 및 전해질대사 개선 등의 작용	
출전	《설씨십육종(薛氏十六種)》	《화제국방》	《상한론》, 《금궤요략》	저령탕과 사물탕(화제국방)을 합방한 경험방

부록 표2-2. TSUMURA KAMPO MEDICINE EXTRACT GRANULES FOR ETHICAL USE

약제명	육미환	팔미지황환	우차신기환	청심연자음	보중익기탕
조성					
지황	5	6	5		
목단피	3	2.5	3		
택사	3	3	3		
황금				3	
차전자			3	3	
목통					
산치자					
작약					
활석					
용담					
맥문동				4	
지골피				2	
시호					2
승마					1
복령	3	3	3	4	
감초				1.5	1.5
우슬			3		
연육				4	
저령					
아교					
산수유	3	3	3		
산약	3	3	3		
계피		1	1		
부자		0.5	1		
당귀					3
인삼				3	4
황기				2	4
천궁					
창출					4(원전은 백출)
대조					2

진피					2
생강					0.5
효과 효능	**피로하기 쉬우며**, 요량감소 또는 다뇨로, 때로는 구갈이 있는 사람의 다음 제증: 배뇨곤란, 빈뇨, 부종, 가려움증	**피로, 권태감이 현저하고**, 요량감소 또는 빈뇨, 구갈이 있고, 손발에 냉감과 열감이 교대로 있는 사람의 다음 제증: 신염, 당뇨병, 음위, 좌골신경통, 요통, 각기, 방광카타르, 전립선비대, 고혈압	**피로하기 쉬우며, 사지가 쉽게 차가워지고**, 요량감소 또는 다뇨로, 때로는 구갈이 있는 사람의 다음 제증: 하지통, 요통, 저림, **노인의 눈침침함, 가려움증, 배뇨곤란, 빈뇨, 부종**	**전신권태감**이 있고, 입 또는 혀가 건조하며, 소변이 잘 나오지 않는 사람의 다음 제증: 잔뇨감, 빈뇨, 배뇨통	**소화기능이 약하고, 사지권태감이 현저하게 허약한 체질인 사람**의 다음 제증: 여름을 탐, 병후의 체력 증강, 결핵증, **식욕부진**, 위하수, 감기, **치질, 탈항, 자궁하수, 음위**
증	허증. **비교적 정기가 저하되어 있는 사람**으로 허리 및 하지의 탈력감, 저림 등이 있고, 요의빈삭, 배뇨시 위화감 등을 호소하는 경우에 사용한다. **1) 팔미지황환, 우차신기환을 복용하여 상열감을 호소하는 경우.** 2) 상복부에 비해 하복부가 연약무력한 경우. 3) 피로권태감, 복통 등을 수반하는 경우.	허증. **중년 이후, 특히 노년층에 빈용되며**, 허리 및 하지의 탈력감, 냉증, 저림 등이 있고, **배뇨의 이상(특히 야간의 빈뇨)을 호소하는 경우**에 사용한다. 1) 상복부에 비해 하복부가 연약무력한 경우(제하불인). 2) 다뇨, 빈뇨, 핍뇨, 배뇨통 등을 수반하는 경우. 3) 피로권태감, 요통, 구갈 등을 수반하는 경우.	허증. **비교적 정기가 저하되어 있는 사람** 또는 **노인으로 허리나 하지의 탈력감, 냉증, 저림** 등이 있고, **배뇨의 이상(특히 야간의 빈뇨)를 호소하는 경우.** **1) 팔미지황환에 비해 증상이 보다 현저한 경우.** 2) 상복부에 비해 하복부가 연약무력한 경우(제하불인). 3) 다뇨, 빈뇨, 핍뇨, 배뇨통 등을 수반하는 경우. 4) 피로권태감, 요통, 구갈 등을 수반하는 경우.	허증. **평소보다 위장허약으로 비교적 정기가 저하되어 있는 사람**이 배뇨곤란, 잔뇨감, 배뇨통 등을 호소하는 경우에 사용한다. 1) **냉증성이며 신경질적인** 사람이 많다. 2) 만성 비뇨기질환에 수반된 경우.	허증. **비교적 정기가 저하되어 있는 사람**이 **전신권태감, 식욕부진** 등을 호소하는 경우에 사용한다. 1) **허약체질**, 결핵증 등의 만성질환으로 상기 증상을 보이는 경우. 2) 수술 후, 병후, 산후 등으로 쇠약해져 있는 경우. 3) 해수, 미열, 도한, 동계 등을 수반하는 경우.
복증	보통 체형, 복력 중등도를 중심으로, 하복부의 긴장저하 또는 탈력(소복불인) 또는 하복부의 근긴장이 인정된다. 소아에서는 복증이 따로 없다.	전체의 복력은 중등도 내지는 약하며, 심와부에 진수음이 인정되는 경우에는 사용하지 않는 편이 좋다. 특정한 복증으로는 하복부 정중앙에 방추상으로 복벽이 탈력되어 있는 경우가 대부분이지만, 때로는 하복부에서 복직근의 하부라고 생각되는 근육이 긴장되어 있는 경우도 있다.	보통 체형을 중심으로, 복력 중등도 내지는 다소 약함. 대개는 하복부의 긴장이 저하되어 탈력상(소복불인)을 보이지만, 때로는 하복부의 근긴장(소복구급)을 보이는 경우가 있다. 단, 복력이 약하고, 심와부에 현저한 진수음이 나타나는 경우에는 사용하지 않는 편이 좋다.	특정한 복증은 없다.	**대개는 마른 체형**, 때로는 보통 체형으로 복력이 약함. 계륵부에 경도의 저항(때로는 경도의 압통을 수반)이 촉지된다.
신중투여	현저하게 위장이 허약한 환자. 임신부 투여.	자각적인 열감이 있는 환자 또는 비만체질의 환자. 현저하게 위장이 허약한 환자. 임신부 투여.	자각적인 열감이 있는 환자 또는 비만체질의 환자. 현저하게 위장이 허약한 환자. 임신부 투여.	(부작용: 가성 알도스테론증, 근병증)	(부작용: 가성 알도스테론증, 근병증, 위장장애)
작용		당지질대사 개선, 이뇨, aldose reductase 활성저해, 호르몬 조정, 동맥경화 억제 등의 작용	aldose reductase 활성저해, 당뇨병성 백내장 예방 진행 저지 등의 작용		면역부활작용
출전	《소아약증직결》	《금궤요략》	《제생방》	《화제국방》	《내외상변혹론》, 《비위론》

부록 표3. TSUMURA KAMPO MEDICINE EXTRACT GRANULES FOR ETHICAL USE

약제명	방기황기탕	저령탕	작약감초탕
조성			
택사		3	
작약			6
활석		3	
방기	5		
복령		3	
감초	1.5		6
저령		3	
아교		3	
황기	5		
창출	3(원전은 백출)		
대조	3		
생강	1		
효과·효능	**살색이 희고 근육이 무르고 물살이 찐 체질로 쉽게 피로하며, 땀이 많고**, 소변불리로 하지에 부종이 오고, **슬관절 종통**이 있는 사람의 다음 제증: 신염, 네프로제, 임신 중 신기능 장애, **음낭수종, 비만증, 관절염, 옹, 절, 근염, 부종**, 피부병	요량감소, 소변곤란, 구갈을 호소하는 사람의 다음 제증: **요도염, 신장염, 신석증, 임염, 배뇨통, 혈뇨, 허리 아래의 부종, 잔뇨감, 하리**	**급격히 일어나는 근육의 경련을 수반하는 동통, 근육 관절통, 위통, 복통**
증	중간증·허증. **비교적 정기가 저하되어 있고 살색이 희며, 근육이 무르고, 물살이 찐 체질의 사람**이 전신권태감이나 다한경향을 호소하는 경우에 사용한다. 1) 부종, 요량감소, 관절(특히 슬관절)의 종창 동통 등을 수반하는 경우.	중간증·실증. **비교적 증에 신경쓰지 않고 사용이 가능.** 빈뇨, 잔뇨감, 배뇨통, 혈뇨 등의 배뇨장애가 있는 경우에 사용한다.	**급격히 일어나는 근육의 경련성 동통 및 복부산통**을 호소하는 경우에 사용. 돈복 또는 기타 처방과 병용되는 경우가 많다.
복증	비만하고 물살이 찐 체형 또는 보통 체형으로, 복력은 다소 약하지만, 특정한 복증은 없다. 단, 복력이 현저하게 약하고 심와부에 진수음이 있는 경우에는 사용하지 않는 편이 좋다.	특정한 복증은 없다.	중간 체형 및 복력 중등도를 중심으로, 광범위하게 사용된다. 복직근이 긴장되어 있는(복피구급) 경우가 많지만, 꼭 이것이 없더라도 사용된다.
신중투여	(부작용: 가성 알도스테론증, 근병증)		(부작용: 가성 알도스테론증, 근병증)
작용		이뇨, 요로결석 형성 억제, 신기능 및 전해질대사 개선 등의 작용	진통작용
출전	《금궤요략》	《상한론》, 《금궤요략》	《상한론》

부록 표4. TSUMURA KAMPO MEDICINE EXTRACT GRANULES FOR ETHICAL USE

약제명	시호가용골모려탕	계지복령환	계지가용골모려탕	보중익기탕
조성		3		
목단피				
황금	2.5			
모려	2.5		3	
작약		3	4	
시호	5			2
승마				1
복령	3	3		
용골	2.5		3	
도인		3		
감초			2	4.5
계피	3	3	4	
반하	4			
당귀				3
인삼	2.5			4
황기				4
창출				4(원전은 백출: 보하는 힘이 강함)
대조	2.5		4	2
진피				2
생강	1		1.5	0.5
효과 효능	**비교적 체력이 있고, 심계항진, 불면, 짜증 등의 정신증상이 있는** 사람의 다음 제증: **고혈압, 동맥경화증, 만성 신장병, 신경쇠약증, 신경성 심계항진증, 전간, 히스테리, 소아야제증, 음위**	**체격은 단단하고 붉그레한 얼굴이 많고, 복부는 대체로 충실**하며, 하복부에 저항이 있는 사람의 다음 제증: 자궁 및 그 부속기 염증, **자궁 내막염, 월경불순, 월경곤란, 대하, 갱년기 장애(두통, 어지럼증, 홍분, 어깨결림 등), 냉증, 복막염, 타박증, 치질환, 고환염**	하복직근에 긴장이 있고 **비교적 체력이 쇠약해져 있는 사람**의 다음 제증: **소아야뇨증, 신경쇠약, 성적 신경쇠약, 유정, 음위**	**소화기능이 약하고, 사지권태감이 현저한 허약체질자**의 다음 제증: 여름을 탐, 병후의 체력 증강, 결핵증, **식욕부진**, 위하수, 감기, **치질, 탈항, 자궁하수, 음위**

증	실증. **비교적 정기가 있는 사람으로 정신불안, 불면, 짜증** 등의 정신신경증이 있고, **흉협고만***이 있는 경우. 1) 두통, 두중, 어깨결림 등을 수반하는 경우. 2) 제방에 복부 대동맥의 박동항진이 인정되는 경우. (*흉협고만: 심와부와 계륵부에 걸쳐 고만감(苦滿感)을 호소하고, 저항 압통이 인정되는 증상)	중간증~실증. **정기가 중등도 또는 그 이상인 사람으로 상열감으로 불그레한 얼굴**이 많고, 하복부에 저항·압통을 호소하는 경우에 사용한다. **어혈*에 수반된 제증상**에 사용한다. 1) 두통, 어깨결림, 어지럼증, 상열감, 발의 냉증 등을 수반하는 경우. 2) 무월경, 과다월경, 월경곤란, 월경이상이 있는 여성. **(*어혈: 주로 부인과 질환, 출혈성 질환 등이 발생하여 정맥계의 울혈, 출혈 등에 관련된 증후군을 말한다.)**	허증. **허약한 사람으로 마르고 안색이 나쁘며, 신경과민 또는 정신불안** 등을 호소하는 경우에 사용한다. 1) 음위, 유정 등을 호소하는 경우. 2) 쉽게 피로감을 느낌, 도한, 수족의 냉증 등을 수반하는 경우. 3) 복부가 연약무력하고 제방에 대동맥의 박동이 촉지되는 경우.	허증. **비교적 정기가 저하된 사람이 전신권태감, 식욕부진** 등을 수반하는 경우에 사용한다. 1) 허약체질, 결핵증 등의 만성질환으로 상기 증상을 호소하는 경우. 2) 수술 후, 병후, 산후 등에 쇠약해져 있는 경우. 3) 해수, 미열, 도한, 동계 등을 수반하는 경우.
복증	**대개는 비만형으로 복력은 강하고,** 때로는 복력이 중등도인 경우도 있다. 계륵부의 저항 압통은 뚜렷하다. 때로는 제방에 동맥의 박동항진이 촉지되는 경우도 있지만, 반드시 그런 것은 아니다. 복력이 약하고 심와부에 진수음이 인정되는 경우에는 사용하지 않는다.	보통 체형으로, 복력은 중등도이고, 하복부에 저항 압통이 많은 경우 복직근 상에 인정되고, 드물게는 압통을 수반한 종류(腫瘤)가 인정된다. 마른 체형으로, 복력이 약하고 심와부에 현저한 진수음이 인정되는 경우에는 사용하지 않는 편이 좋다.	**마른 체형, 복력은 약하고, 복직근이 긴장**되어 있다. 때때로 심와부에 진수음이 인정되는 경우도 있지만 반드시 그런 것은 아니다. 때때로 제방이나 심와부에 동계가 인정된다.	**대개는 마른 체형,** 때로는 보통 체형으로 복력이 약하다. 계륵부에 경도의 저항(때때로 경도의 압통을 수반)이 촉지된다.
신중투여	현저하게 정기가 쇠약해져 있는 환자.	현저하게 정기가 쇠약해져 있는 환자.	(부작용: 가성 알도스테론증, 근병증)	(부작용: 가성 알도스테론증, 근병증, 위장장애)
작용	지질대사 개선작용	적혈구변형능 증가작용, 항염증 작용		면역부활작용
출전	《상한론》	《금궤요략》	《금궤요략》	《내외상변혹론》, 《비위론》

부록 표5. TSUMURA KAMPO MEDICINE EXTRACT GRANULES FOR ETHICAL USE

조성	기원	주요 성분	약리작용
산수유	층층나무과 산수유의 과육	monoterpene glycoside, triterpenoid, saponin, tannin, organic acid	항당뇨병, 항알레르기, 면역부활 등의 작용
산약	마과 참마 또는 마의 근경	polysaccharide	남성 호르몬 증강작용
계피	녹나무과 계수나무 또는 기타 동속식물의 수피	정유, diterpenoid, sugar, tannin	해열, 진정·진경, 말초혈관확장, 항혈전, 항염증 항알레르기, 항균, 지방분해 저해, 이뇨 등의 작용
부자	미나리아재비과 오두의 괴근	alkaloid	진통, 강심, 혈관확장, 단백질 생합성 촉진, 항염증, 항스트레스 궤양 등의 작용
반하	천남성과 끼무릇의 코르크층을 제거한 괴경	phenols, alkaloid, amino acid, etc	중추억제작용, 진통작용, 진토작용, 타액분비항진작용, 진경작용, 항소화관 궤양작용, 장관내 수송 촉진작용, 면역부활작용
당귀	미나리과 당귀의 근	정유, coumarin derivative, polyacetylene compound	중추억제, 진정, 해열, 근이완, 혈압강하, 말초혈관확장, 혈액응고억제, 항염증, 항알레르기, 면역부활, 항종양 등의 작용
인삼	두릅나무과 고려인삼의 근	saponin, 정유, 지용성 성분, sugar	중추흥분, 중추억제, 피로회복 촉진, 항스트레스, 강장, 남성 호르몬 증강, 단백질 DNA 지질 생합성 촉진, 방사선장애 회복 촉진, 혈압강하, 지질대사 개선, 혈액응고억제, corticosterone 분비촉진, 항위궤양, 혈액투석시 수소(愁訴) 개선, 면역증강, 세포수명 연장 등의 작용
황기	콩과 황기의 근	flavonoid, sugar, saponin	혈압강하, 말초혈관확장, 항알레르기, 이뇨, 강장, interferon 유도 등의 작용
천궁	미나리과 천궁의 근경	정유	중추억제, 근이완, 혈압조절, 말초혈관확장, 항혈전, 진경, 피부온도 상승, 세포독성 T세포 증강 등의 작용
창출	국화과 가는잎삽주의 근경	정유	항소화성 궤양, 이담(利膽), 혈당강하, 전해질 대사촉진, 항균 등의 작용
대조	갈매나무과 묏대추의 과실	triterpene, saponin	항알레르기, 항소화성 궤양, 항스트레스 등의 작용
진피	운향과 온주밀감의 과피	정유, flavone glycoside	중추억제, 항경련, 항염증·항알레르기 등의 작용
생강	생강과 생강의 근경	정유, 신미(辛味) 성분	중추억제, 해열, 진통, 항경련, 진해(鎭咳), 진토, 진경, 타액분비항진, 항소화성 궤양, 장관내 수송촉진, 항염증, prostaglandin 생합성 저해, 강심 등의 작용

부록 표6. 오행의 색체표

五行	木性	火性	土性	金性	水性	오행의 성질과 추상
五臟	肝	心/心包	脾	肺	腎	心包는 火性의 모든 장기에 관계된다.
五腑	膽	小腸/三焦	胃	大腸	膀胱	三焦는 火性의 모든 장기에 관계된다.
五根	目	舌	脣(口)	鼻	耳(二陰)	감각기, 二陰=성기와 항문
五主	筋	血脈	肌肉	皮膚	骨	五臟이 영양을 보충하는 대상
五支	爪	面色	脣(乳)	息	髮	五臟의 精氣가 발하는 곳
五氣	風	熱	濕	燥	寒	계절의 外氣, 病氣의 外因
五季	春	夏	土用	秋	冬	병이 악화하는 계절 배당
五方	東	南	中央	西	北	병에 관계된 방위 배당
五色	青	赤	黃	白	黑	각 환자의 피부색을 진단
五志	怒	笑	憂(思)	悲(憂)	恐	감정의 소속, 과하면 內傷
五神	魂(忍·勇)	神(伸)	意(智)	魄(情·欲)	志(精)	숭고한 精神의 소속
五液	淚	汗	涎	涕	唾	체액의 소속 ex. 涎은 脾로 치료한다.
五聲	呼	言	歌	哭	呻	환자에서 나오는 음색과 소리
五變	쥠	근심	딸꾹질	기침	전율	五臟 병변의 발현과 성상
五香	누린내	단내	향기로움	비린내	썩은내	환자나 병실의 특유 냄새
五味	酸	苦	甘	辛	鹹	五臟이 요구하는 맛, 과하면 害
五惡	風	熱	濕	燥	寒	五臟이 싫어하는 外氣의 성상
五穀	보리	수수	좁쌀	벼	콩	五臟의 식용 약용이 되는 곡물
五畜	鷄(犬)	羊	牛	馬	豚	五臟의 식용 약용이 되는 가축
五菜	부추	염교	아욱	파	콩잎	五臟의 식용 약용이 되는 야채
五果	자두	살구	대추	복숭아	밤	五臟의 식용 약용이 되는 과실

※주의: 오행의 색체표는 주로 병기病氣의 성상이나 병기에의 영향을 제시하는 표다. 오행의 시스템이 병에 걸린 때에 관련되어 있음을 염두하며 표를 봐야 한다. 건강상태와 혼동하여 이해하려고 하면 모순과 혼란을 야기하는 경우가 있다.

찾아보기

■ 병명 인덱스

가

나 다

마

바

사

아

자

차

파 하

숫자/영문

■ 약품명 인덱스

다 라

마 바

사

아

자 카

타

바

사

아

자 차

타 파

하

가

나 다 라

자

차 타

파

하